学生のための
健康管理学

改訂**3**版

山野美容芸術短期大学教授・副学長　木村康一
山野美容芸術短期大学教授　永松俊哉

南山堂

執筆者

木村康一 山野美容芸術短期大学 教授・副学長
（2章，5章，7章，8章）

永松俊哉 山野美容芸術短期大学 教授
（1章，3章，4章，6章）

3版の序

　健康上の課題は，時代とともに変化していくものであるとともに，同じ時代であっても地域が異なれば，その課題も必然的に異なるものです．

　しかし，COVID－19と名付けられた新型コロナウイルスの世界的蔓延（パンデミック：pandemic）は，世界が共通で立ち向かわなくてはならない極めて大きな問題として，私たちの前に立ちふさがっています．大きな時代の流れの中では，疾病構造が感染症から生活習慣病へと移行してきたと言われていますが，決して感染症対策もおろそかにしてはいけないという啓示なのかもしれません．日本では緊急事態宣言が発令され，世界の各地では都市のロックダウンも実施されています．ここにきて，ようやくワクチンの開発が進み，予防接種が始まりつつあり，少しずつではありますが，希望の光が見え始めています．

　その一方で，コロナ禍の影響により，女性や医療従事者の自殺者が増加しているとの推計値や，出生数がさらに減少する予測が発表されています．今後発表される統計値は，各自でアップデートしてください．

　こうした状況の中で，保健医療や福祉の現場はその対応に追われ，身体的にも精神的にもかなり疲弊しています．現場の最前線で昼夜を問わずに奮闘されておられる方々には，本当に頭の下がる思いです．この状況を少しでも解決するためには，新しい罹患者を抑えることが必要であり，そのためには罹患しない，罹患したとしても他者に感染させないという一人一人の健康管理と意識が大切なのでしょう．

　また，本書を用いて学びを続けている学生のみなさんも，いずれこれらの分野に進み，活躍されていくのだろうと思います．ぜひ自分自身の幸せと社会の幸せのために歩んでいただきたいと思います．

　2021年1月26日現在，世界の新型コロナの感染者数は9,920万3,600人，死亡者数は212万9,597人，日本の感染者数は36万8,640人，死亡者数は5,194人です．

　一日も早い新型コロナの終息と，本書がこれから活躍されるみなさんの一助となることを願い，3版の序とします．

　最後に，編集にご尽力いただきました吉野琴絵さんに，この場を借りまして深謝申し上げます．ありがとうございました．

2021年1月

執筆者を代表して　木村康一

初版の序

　わが国の 2005 年における平均寿命は，男：78.56 歳，女：85.52 歳と世界のトップクラスであり，健康水準の高い国の一つといっても過言ではありませんが，まだまだ解決すべき課題は残されています．死亡原因をみると，第 1 位：悪性新生物，第 2 位：心疾患，第 3 位：脳血管疾患という状況であり，これら 3 つで全死亡原因の約 60%を占めています．疾病構造がかつての感染症から生活習慣病に変化してきた今日においては，こうした生活習慣病への対策が，今後のもっとも大きな健康上の課題といってもいいでしょう．これらの予防のためには，食習慣などを含めた生活習慣をよりよい方向に改善していくことが求められてきます．そのためには，個々人が自分の健康を守るために努力をすることも大切ですが，その一方で，保健医療福祉にかかわる者が健康を守るための正しい知識や方法を身につけ，それらを普及させていくことも重要となってきます．

　本書では，これから保健医療福祉に関わろうとする学生の皆さんが，健康や疾病予防に関する基礎的な知識と健康管理に関する方法を，興味を持って積極的に学べるよう編集しました．具体的には，なるべくわかりやすい平易な表現を心がけたこと，随所に "Tea Time"（用語の解説やトピックス）や "Q and A"（一問一答）を配置したことなどがあげられます．また，人口統計は入手できる最新のものを掲載しましたが，後々最新の情報を得られるよう，各サイトを紹介するのみならず，サイトを開いた際のページの具体例も掲載しましたので，ご活用ください．

　本書を参考に正しい知識と方法を身につけた学生のみなさんが，それぞれの医療保健福祉の現場で健康管理のエキスパートとして活躍されることを願っています．健康の追求は幸せの追求でもあります．みなさんがこれから関わっていく方々が「幸せ」を感じることができたら，そのことがみなさんの「幸せ」につながっていくことでしょう．

　最後に，出版までねばり強くご尽力いただいた吉野琴絵さんに心から謝辞を申し上げます．ありがとうございました．

2007 年 6 月

執筆者を代表して　木村康一

目　次

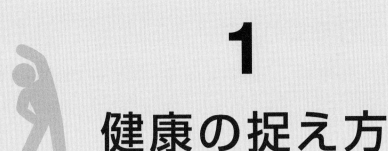

健康の捉え方

A 医学の発展と健康管理

　近代においては，自然科学の発展に伴い医学の進歩が目覚ましく，疾病予防と寿命の延伸が世界規模で進んでいる．最近は，諸科学の領域の境界が明確でなくなってきているが，1970年代までの医学は，基礎医学系，臨床医学系，社会医学系の3分野に分かれ，それぞれ独立した学術課題に取り組んでいた．基礎医学は人体の構造と機能の解明，臨床医学は患者に接する診断・治療，社会医学は科学的根拠に基づいて寿命の延伸，安全な環境の保持，医療提供システムの構築などをそれぞれ目的としていた．そのなかで，健康にまつわる諸問題は社会医学の学問領域で取り扱われ，衛生学と公衆衛生学に分かれて発展してきた．**衛生学**は基礎的な予防医学，**公衆衛生学**は応用的な予防医学を指すようになった．

　健康管理活動において，家族，地域，職場，自治体，国などを単位とした各種集団の健康を対象とした場合は公衆衛生学の基礎知識とその応用が不可欠である．また，集団を構成する個々人の特性を考慮した個体レベルの健康を検討する場合は衛生学の知識も必要となる．20世紀後半になると，薬学，生物学，栄養学，体力科学，環境科学といった分野で健康および疾病予防の研究が急速に進み，健康の基礎的部分を担ってきた衛生学は独自性が薄れ，医学部では「保健学」という言葉が一般的になってきた．それと同時に，「衛生学講座」が「予防医学講座」あるいは「衛生学・公衆衛生学講座」に改称されることが多くなった．近年では，公衆衛生学は，予防医学，環境改善，生活水準の保障，健康教育の推進を展開する実践的な学問領域として広く認知されており，健康管理にかかわる課題は概ね公衆衛生学の範疇で取り扱われている．

── Tea Time 1 ──

公衆衛生学

住民の健康を集団として捉えて，公的責任で，統計学的手段を用いた組織的な動向調査を行い，国民の健康管理，健康増進の解決策を図ること．

衛生学

環境が人体に及ぼす影響についての個人差（年齢，性別，体質，遺伝など）を考慮した，個々人の健康管理，健康増進を図ること．

B 健康の定義

Q 日本国憲法第 25 条の主な内容は？

A 国民の生存権と国の責務

健康管理について学ぶ際には，健康の捉え方が重要である．日本国憲法第 25 条には，「すべて国民は，健康で文化的な最低限度の生活を営む権利を有する．国は，すべての生活部面について，社会福祉，社会保障及び公衆衛生の向上及び増進に努めなければならない」とある．また，医師法第 1 条には「医療及び保健指導を掌ることによって，公衆衛生の向上及び増進に寄与し，もつて国民の健康な生活を確保するものとする」とある．では，健康とは何か，その定義について考えてみたい．

① WHO における健康の定義

Q WHO の本部はどこ？

A スイスのジュネーブ

健康は，社会の発達段階，疾病構造，社会環境などによってその捉え方が変化する．健康の定義としては，WHO（World Health Organization：世界保健機関）の憲章前文（1948 年）にある「健康とは，単に疾病または虚弱でないということではなく，身体的，精神的，社会的に完全に良好な状態にあることをいう」との文言が広く知られている．これは最高到達目標であり，極めて理想的な健康観を示している．しかし，この定義には批判も多く，非現実的である．完全に良好な状態にある人など存在しない，障害者はこの定義に該当しないなどの指摘がある．これらの批判を踏まえ，WHO 専門家会議では「与えられた遺伝的及び環境条件のもとで，身体機能が正しく働いている状況」との現実的な定義も提示している．

② 疾病予防と健康増進

── Tea Time 2 ──

健康増進

健康増進のためには自助，共助（互助），公助の精神が不可欠である．

アルマ・アタ宣言（1978 年）において「すべての人々に健康を」がスローガンとなり，この頃から健康は人々の権利として捉えられるようになり，健康増進政策のために**プライマリ・ヘルスケア**（primary health care：PHC）が示された．PHC は「自助と自決の精神に則り，地域社会または国が，開発の程度に応じて負担可能な費用の範囲内で，地域住民の参加のもと，だれもが普遍的に利用でき，実用的で科学的根拠に基づいた社会に受け入れられる保健サービス」と定義されている．その達成目標は，最低限度に設定するのではなく，可能な限り最高限度を目指すものである．

また，**オタワ憲章**（1986 年）では**ヘルスプロモーション**（health

promotion：健康増進）という新しい概念が示された．それが今日の「健康日本 21」やアメリカの「ヘルシーピープル 2000」に結びついている．21 世紀は，病気と対立して健康を捉えるのではなく，「たとえ病気や障害があろうともそれらと共存し，精神的にめげずに個々人の生き方を尊重し，自己実現のために努力しようとする前向きな気持ちを持ち続ける姿勢や態度」を健康と捉えるように変化してきた．健康管理は自己責任によるところが大きいが，個々人の努力のみでは達成できない環境整備や健康管理問題に関しては，地域，国，さらには国際的な協力や支援が不可欠である．一方，健康情報が十分普及していない国の個人や集団に対しては，適切な情報の提供や健康教育が重要となる．

> **Q** 21 世紀の健康の定義とは？
>
> **A** 自己実現のために努力しようとする前向きな姿勢・態度

③ 社会的な概念としての健康・・・・・・・・・・・・・・・・・・・・・・

　人々の健康状態は，それぞれの民族や個人のおかれた社会・経済，歴史，教育環境などの違いによって影響を受ける．その意味では，健康とは医学的な概念というより社会的な概念とも考えられ，健康度の到達レベルは個々人の遺伝的あるいは環境的状況によって異なってくる．かつて，病気や障害がなければ健康といわれた時代もあったが，昨今では健康と病気の境界は明確ではないことが多い．心身の状態は常に変化することから，健康度を何らかの指標で点数化し，何点以上が健康で何点以下は病気あるいは不健康と分類してもあまり意味がない．また，健康と病気と障害の間に明確な区別をつけることも難しい．

　病気や事故で運動器障害や視覚・聴覚障害があっても，パラリンピック出場を目指す障害者など自己実現のために努力する前向きな気持ちがあれば，その人なりの健康が保持されているといえる．この考え方に立てば，たとえ末期がんで余命が少ない患者でも，将来に向けた目標を持っていれば健康とみなすことができる．

④ 多様な健康の捉え方・・・・・・・・・・・・・・・・・・・・・・・・・・・・・・

　障害や持病を持つ人は ADL（activities of daily living：日常生活動作；起居，移動，食事，更衣，整容，排泄，入浴，コミュニケーションなどの身体的自立能）において，不便ではあっても不健康とはいえない．身体的に何ら問題がないのに無気力で生きる目標のない人よりはるかに前向きな生活を送る障害者は多い．今日では，バリアフリーやユニバーサルデザインの普及や福祉機器の開発が進

み，不便さも克服できる環境づくりが進行しつつあり，障害者の健康増進や **IADL**（instrumental ADL：手段的日常生活動作；電話の使用，買い物，食事の支度，家事，交通の利用，服薬などの手段的自立能）の改善，および **QOL**（quality of life：生活の質）の向上に役立っている．

　障害者や病人の定義も明確ではない．視力を失えば障害者だが，近眼や老眼なら障害者と認識されることはほとんどない．むし歯は病気であるにもかかわらず自分を病人と認識する人は少ない．概して，自身の曖昧な基準で障害者や病人を健康弱者と判断していることが多く，このような思考は無意識のうちに差別や偏見が生じる可能性のあることも注意すべきと思われる．

C 予防医学の考え方

―― Tea Time 3 ――

医学の変遷

20世紀前半までの対症療法から，20世紀後半の予防医学，そして21世紀の新しい予防医学と変遷進化してきた．

　わが国では，20世紀中期以前（戦前）の医学は，**対症療法**（病気になったら症状の緩和に対処し，治療する臨床医学）が主流であった．衛生学的な疾病の予防策は一部実施されてはいたが，国民を集団として捉える公衆衛生学的な**予防医学**の考え方はなかった．

　20世紀後半（戦後）になると，アメリカの指導により公衆衛生の概念が導入された．厚生省や文部省（当時）の指導により，国や自治体を中心に，公的資金を使っての予防医学的措置（健康な人を病気にさせないために，上・下水道，室内・学校・職場環境の整備，健康教育，予防接種の開発と普及など）が施され，経済の高度成長化に伴って著しい発展を遂げた．

　疾病の進展に関しては，健康→疾病早期→疾病進行期→治癒という経過をたどるが，疾病進行期→後遺症，あるいは疾病進行期→死亡のケースもあり，疾病予防対策は公衆衛生上極めて重要となる．

1 疾病予防の3段階

　病気になったら治すという「臨床医学」に対して，病気にならないように予防するのが「予防医学」である．予防医学には一次予防，二次予防，三次予防の3段階がある（図1-1）．

a. 一次予防

　疾病の発生を未然に防ぐ処置や指導を指す．健康増進と特異的予防に分かれ，特異的予防には予防接種，事故防止，職業病対策，公害防止対策などがある．一般的に予防という用語が使われるときは

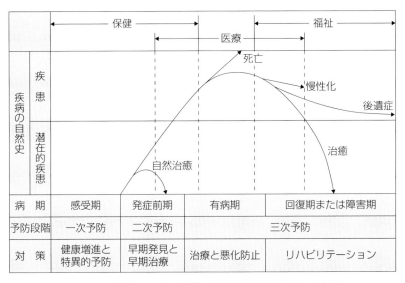

図 1-1　保健・医療・福祉のかかわり方と疾病の自然史
丸井英二：新簡明衛生公衆衛生，p4，南山堂，2010．より一部改変

一次予防を指すことが多い.

①健康増進：保健教育，栄養改善，定期健康診査，生活環境改善

②特異的な予防対策：予防接種，感染経路対策，病原物質の除去（発がん物質，タバコ，アレルゲン，大気汚染など）

b. 二次予防

重症化すると治療が困難となる疾患を早期に発見し，早期に処置や指導を行うことを指す．早期治療では臨床的処置が施される.

①早期診断・早期治療：がん検診，循環器検診，各種スクリーニング

②重症化防止

c. 三次予防

治療過程において保健指導やリハビリテーションを行うことにより社会復帰を促したり，再発を防止したりする取り組みを指す.

①再発防止：追跡，観察

②機能回復訓練と社会復帰

D 公衆衛生の捉え方

公衆衛生の定義として，ウィンスロー（C.E.A. Winslow）が1920年に提唱した「組織化された地域社会の努力を通じて，疾病を予防し，寿命を延長し，身体的及び精神的健康と能力の増進を

> **Q** 予防接種は何次予防か？
>
> **A** 一次予防

図る科学であり技術」が代表的である．具体的な努力の内容としては，①環境整備，②感染予防，③衛生教育，④医療看護サービスの組織化，⑤社会制度の改善（生活水準の保障）が該当する．

1 公衆衛生にかかわるわが国の行政・・・・・・・・・・・・・・

公衆衛生行政の諸活動は，一般厚生行政，学校保健行政，労働衛生行政，環境保健行政の4つに大別される．

a. 一般厚生行政（担当：厚生労働省）

①保健行政（担当：厚生労働省；保健局など）：住民の健康確保全般

②医療行政（担当：厚生労働省；医政局など）：医療サービスの提供体制整備

③福祉行政（担当：厚生労働省；社会・援護局など）：社会的弱者の援護

④保険・年金行政（担当：厚生労働省；保険局・年金局）：公的な健康保険・年金制度の運営

b. 労働衛生行政（担当：厚生労働省；労働基準局など）

労働者（被雇用者）の健康確保．

c. 環境保健行政（担当：環境省）

環境の保全・公害の防止．

d. 学校保健行政（担当：文部科学省）

児童・生徒・学生および教職員の健康確保．健康問題は日常生活のあらゆる場面で密接な関連があるため，各活動は適宜連携をとる場合もある．

2 公衆衛生学における社会実装研究・・・・・・・・・・・・・・

—— Tea Time 4 ——

社会実装研究

研究で得られた新たな知見や技術を行政サービスに反映させるなど，社会や経済に便益をもらすことを目指す応用・実践的研究．

21世紀になると，経済成長に陰りがみえて国や自治体の予算が困窮し始め，公費による環境整備を主とする予防医学に限界があるといわれるようになってきた．国民のライフスタイルの変容も著しく，コンビニエンスストアやフードデリバリーシステムなどの普及により24時間いつでも食べ物を摂取することができるようになる一方，身体活動量の減少が指摘されている．また，われわれを取り巻く社会構造が複雑になるなか，人々はさまざまな身体的・精神的ストレスにさらされるようになった．そこで，今後の健康の保持・増進に向けては，身体活動の低下を防止し，ストレスに負けない心身の健康づくりのための手立てが必要とされる．そのためには，健

康づくりに関する実証的な効果検証とその知見の実社会への応用が望まれる.

近年,公衆衛生的課題の解決に向けて,健康科学の研究で得られた新たな知見や技術を行政サービスに反映させるなど,社会や経済に便益をもらすことを目指す「社会実装研究」に注目が集まっている.社会実装研究は,成果を社会システムに実装することを意図して計画が実施される.この研究分野の推進には,理系や文系を問わず多くの分野の研究者の参加を必要とするが,産業界,民間,メディアなどが研究にかかわるなど,実験室中心の研究スタイルから活動の範囲を実社会へ広げることで,迅速かつ効率的に健康問題の解決につながることが期待される.

2 健康の指標と現状

人口統計には，**人口静態統計**と**人口動態統計**がある．人口静態統計は，ある一時点での状態を観察して得られる統計値であり，**国勢調査**（p.144 参照）の結果から得られる人口数などがある．人口動態統計は，1 年間や 1 ヵ月間などの一定期間の観察によって得られる人口の動きに関する統計値であり，**人口動態調査**（p.145 参照）では出生，死亡，死産，婚姻，離婚が把握されている．

Q 国勢調査の次の実施年はいつか？

A 1920 年以降，5 年ごとに行われている．2025 年，2030 年，2035 年…と実施される．

A 人　口

1 日本の人口

わが国の人口は，表 2-1 に示すように 2019（令元）年 10 月 1 日現在で約 1 億 2,613 万人である．明治以降急激に増加し，その後も緩やかに増加してきたが，2011（平成 23）年以降は減少が続いており，2055 年には 1 億人を割り，2065 年には 8,808 万人になると推計されている（表 2-2）．

また 2019（令元）年の年少人口（0 〜 14 歳），生産年齢人口（15 〜 64 歳），老年人口（65 歳〜）の構成割合をみると，年少人口の割合が 12.1%，生産年齢人口の割合が 59.5%，老年人口の割合が 28.4% となっている．今後，少子高齢化がますます進み，生産年齢人口が扶養する老年人口の割合，すなわち**老年人口指数**は急速に高まると予想されている．この状況が続けば，2070 年頃には，扶養する側と扶養される側の人口規模が，ほぼ 1 対 1 の同程度になることが予測されている．なお現在は約 3 対 2 である．

—— Tea Time 1 ——

10 月 1 日

その年を代表する人口は，1 年間のちょうど真ん中の瞬間である 7 月 1 日 0 時現在で把握する（年央人口）が，わが国では年度の真ん中である 10 月 1 日 0 時現在を用いている．

表2-1 わが国の年齢3区分別人口と諸指標の推移

(各年10月1日現在)

	年齢3区分別人口（千人）			
	総　　数	年少人口 （0〜14歳）	生産年齢人口 （15〜64歳）	老年人口 （65歳以上）
1950年　（昭25）	83,200	29,428	49,658	4,109
1960	93,419	28,067	60,002	5,350
1970	103,720	24,823	71,566	7,331
1980	117,060	27,507	78,835	10,647
1990年　（平2）	123,611	22,486	85,904	14,895
2000	126,926	18,472	86,220	22,005
2005	127,768	17,521	84,092	25,672
2010	128,057	16,803	81,032	29,246
2015	127,095	15,887	76,289	33,465
2019年　（令元）*	126,127	15,210	75,072	35,885

	年齢3区分別人口構成割合（%）			
	総　　数	年少人口 （0〜14歳）	生産年齢人口 （15〜64歳）	老年人口 （65歳以上）
1950年　（昭25）	100.0[1)	35.4	59.7	4.9
1960	100.0	30.0	64.2	5.7
1970	100.0	23.9	69.0	7.1
1980	100.0[1)	23.5	67.4	9.1
1990年　（平2）	100.0[1)	18.2	69.7	12.1
2000	100.0[1)	14.6	68.1	17.4
2005	100.0[1)	13.8	66.1	20.2
2010	100.0[1)	13.2	63.8	23.0
2015	100.0	12.6	60.7	26.6
2019年　（令元）*	100.0	12.1	59.5	28.4

	指　　数[3)			
	年少人口 指　　数	老年人口 指　　数	従属人口 指　　数	老年化 指　　数
1950年　（昭25）	59.3	8.3	67.5	14.0
1960	46.8	8.9	55.7	19.1
1970	34.7	10.2	44.9	29.5
1980	34.9	13.5	48.4	38.7
1990年　（平2）	26.2	17.3	43.5	66.2
2000	21.4	25.5	46.9	119.1
2005	20.8	30.5	51.4	146.5
2010	20.7	36.1	56.8	174.0
2015	20.8	43.9	64.7	210.6
2019年　（令元）*	20.5	47.8	68.1	235.9

総務省統計局「各年国勢調査報告」 ＊は「人口推計2019年（令元）10月1日現在」

注　1) 総数には年齢不詳を含む．また，年齢3区分別人口は，年齢不詳を按分した
　　　人口は用いていない．その構成割合は，年齢不詳を除いた人口を分母として
　　　算出している．
　　2) 1970（昭45）年までは沖縄県を含まない．

3) 年少人口指数 $= \dfrac{年少人口}{生産年齢人口} \times 100$　　　老年人口指数 $= \dfrac{老年人口}{生産年齢人口} \times 100$

従属人口指数 $= \dfrac{年少人口＋老年人口}{生産年齢人口} \times 100$　老年化指数 $= \dfrac{老年人口}{年少人口} \times 100$

Q 高齢社会の定義について答えよ.

A 老年人口（65歳以上）が7%を超えると高齢化社会．14%を超えると高齢社会．21%を超えると超高齢社会という.

表 2-2　将来推計人口＜出生中位（死亡中位）推計＞

平成 27 〜 77 年（2015 〜 2065）

| | 人　口（千人） | | 年齢 3 区分割合(%) | | | | 指　　数(%) | | |
	総　　数	うち65歳以上	0〜14歳	15〜64歳	65歳以上	年少人口	老年人口	従属人口
平成 27 年（2015）	127,095	33,868	12.5	60.8	26.6	20.6	43.8	64.5
令和 7　　（'25）	122,544	36,771	11.5	58.5	30.0	19.6	51.3	70.9
17　　（'35）	115,216	37,817	10.8	56.4	32.8	19.2	58.2	77.4
27　　（'45）	106,421	39,192	10.7	52.5	36.8	20.4	70.2	90.6
37　　（'55）	97,441	37,042	10.4	51.6	38.0	20.1	73.7	93.8
47　　（'65）	88,077	33,810	10.2	51.4	38.4	19.8	74.6	94.5

国立社会保障・人口問題研究所「日本の将来推計人口」（平成 29 年推計）

注）　年齢 3 区分割合は，年齢不詳を按分補正した人口を分母として算出している．

❷ 世界の人口・・・・・・・・・・・・・・・・・・・・・・・・・・・・・・・・・・

　1950 年に約 25 億人だった人口が，1970 年代に 40 億人を，1980 年代に 50 億人を突破し，2015 年までには 70 億人を超え，

表 2-3　世界人口の推移と将来予測

| | 世　界　全　域 | | 先　進　地　域[1] | | 開発途上地域[2] | |
	年央推計人口（100万人）	年平均増加率（%）	年央推計人口（100万人）	年平均増加率（%）	年央推計人口（100万人）	年平均増加率（%）
1950 年	2,536	…	815	…	1,722	…
'55	2,773	1.78	864	1.18	1,909	2.06
'60	3,035	1.81	916	1.17	2,119	2.09
'65	3,340	1.91	967	1.07	2,373	2.27
'70	3,700	2.05	1,008	0.85	2,692	2.52
'75	4,079	1.95	1,048	0.78	3,031	2.37
'80	4,458	1.78	1,083	0.65	3,375	2.15
'85	4,871	1.77	1,115	0.58	3,756	2.14
'90	5,327	1.79	1,146	0.54	4,182	2.15
'95	5,744	1.51	1,169	0.41	4,575	1.80
2000	6,143	1.34	1,188	0.32	4,955	1.60
'05	6,542	1.26	1,209	0.35	5,333	1.47
'10	6,957	1.23	1,235	0.42	5,722	1.41
'15	7,380	1.18	1,257	0.35	6,123	1.36
'20	7,795	1.09	1,273	0.26	6,521	1.26
'25	8,184	0.98	1,282	0.13	6,903	1.14
'30	8,548	0.87	1,286	0.07	7,262	1.02
'35	8,888	0.78	1,288	0.03	7,599	0.91
'40	9,199	0.69	1,287	△ 0.01	7,911	0.81
'45	9,482	0.61	1,285	△ 0.04	8,197	0.71
'50	9,735	0.53	1,280	△ 0.07	8,455	0.62

UN「World Population Prospects 2019」

注 1）ヨーロッパ，北部アメリカ（合衆国とカナダ），日本，オーストラリア，ニュージーランドからなる地域である．
　　2）先進地域以外の地域である．

Q 人口の多い国を 2 カ国答えよ．

A 1 位：中国（約 14 億人）
2 位：インド（約 13 億人）

2020 年には約 78 億人となっている（表 2-3）．この急激な人口増加は人口爆発と呼ばれている．この背景には，第二次世界大戦後の農業の進歩，環境の改善，医療の進歩などによる死亡率の改善がある．

国連の 2019 年推計によると，2050 年には世界の人口は 97 億人に達すると予測されている．人口増加は開発途上地域を中心に進むものの，先進地域では，日本のように減少が進んでいく．2020 年に 1.09%である**増加率**は，2050 年には 0.53%になると予測されている．

B 出生，婚姻，離婚

① 出生率

2019（令元）年のわが国の出生数は 86 万 5,234 人であり，1975（昭 50）年以降減少傾向にある．人口千人に対して（人口千対）1 年間に何人生まれるかを表す**出生率**は 7.0 であった．

第二次世界大戦直後の結婚ラッシュを受け，1947 ～ 1949（昭22 ～昭 24）年にかけて**第一次ベビーブーム**が起きた．出生数は260 万人を，出生率は 30 を超えていた．その後，第一次ベビーブームで生まれた子どもたちが出産適齢期を迎えた 1971 ～ 1974年にかけて，出生数，出生率がともに上昇した．これが**第二次ベビーブーム**と呼ばれている．この間に，**ひのえうま**前後の特殊な動きもあった．以降は，減少および低下を続けている（表 2-4, 図 2-1）．

② 再生産率

将来の人口の予測に用いられる指標に**再生産率**がある．

a. 合計特殊出生率（粗再生産率）

その年次の 15 ～ 49 歳までの女子の年齢別出生率を合計したもので，1 人の女性が一生の間に生む子どもの数を表している．2019（令元）年は，1.36 であった．

b. 総再生産率

合計特殊出生率でいう子どもの数には男女両方を含んでいるが，これを女児に限って求めた指標で，1 人の女性が一生の間に生む女児の数を表している．2018（平 30）年は，0.69 であった．

――― Tea Time 2 ―――

ひのえうま（丙午）

この年に生まれた女性は，「気性が激しく，男を食い殺す」という江戸時代からの迷信により，その年の出生数が抑えられた．なお "ひのえうま" は 60 年に 1 度めぐってくる．

Q 1 人の女性が一生の間に生む子どもの数を表す指標を何というか？

A 合計特殊出生率（粗再生産率）

表 2-4 出生数・出生率・再生産率の推移

		出 生 数	出生率 [1] (人口千対)	合計特殊 出生率 [2]	総再生 産 率	純再生 産 率
昭和 25 年	('50)	2,337,507	28.1	3.65	1.77	1.50
35	('60)	1,606,041	17.2	2.00	0.97	0.92
45	('70)	1,934,239	18.8	2.13	1.03	1.00
55	('80)	1,576,889	13.6	1.75	0.85	0.83
平成 2	('90)	1,221,585	10.0	1.54	0.75	0.74
12	('00)	1,190,547	9.5	1.36	0.66	0.65
17	('05)	1,062,530	8.4	1.26	0.61	0.61
22	('10)	1,071,305	8.5	1.39	0.67	0.67
27	('15)	1,005,721	8.0	1.45	0.71	0.70
30	('18)	918,400	7.4	1.42	0.69	0.69
*令和元	('19)	865,234	7.0	1.36	…	…

厚生労働省「人口動態統計」，国立社会保障・人口問題研究所「人口統計資料集」
注 1) 昭和 25 ～ 41 年は総人口を，昭和 42 年以降は日本人人口を分母に用いている．
　 2) 15 ～ 49 歳の各歳別日本人女性人口を分母に用いている．
＊ 概数である．

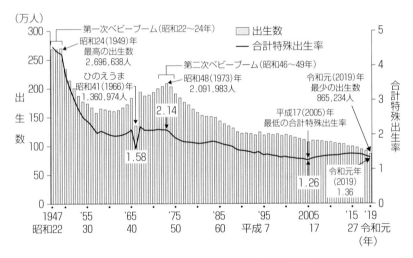

図 2-1 出生数と合計特殊出生率の推移
厚生労働省「人口動態統計」
注）平成 29 年は概数である．

C. 純再生産率

　総再生産率から，さらに，女児が妊娠可能な年齢までの死亡を見込んだもので，1 人の女性が一生の間に生む妊娠可能な年齢まで達する女児の数を表している．

> **Q** 妊娠可能な年齢とは？
>
> **A** 15 歳

　純再生産率が，1 を上回れば将来人口は増加し，1 を下回れば減少するとされている．2018（平 30）年は 0.69 と大きく 1 を下回っており，これは深刻な人口減少となりかねない状況である．

3 婚姻と離婚 •••••••••••••••••••••••••••••••••

Q 夫婦の初婚年齢差の動向は？

A 縮小傾向にある.

出生数などと関連する婚姻と離婚の動向は，さまざまな社会的要因の影響を受ける．図2-2のとおり，婚姻件数は近年横ばいからやや減少傾向であり，2019（令元）年は59万8,965件，婚姻率は人口千対4.8であった．平均初婚年齢をみると，2019年は夫31.2歳，妻29.6歳，夫婦の年齢差は1.6歳であった（表2-5）．男女ともに年々婚姻年齢が高くなるとともに，年齢差が小さくなってきている．一方，離婚件数は増加傾向にあったが，ここ10数年間は減少している（図2-3）．2019年は20万8,489件，離婚率は人口千対1.69であった．社会制度上の違いがあるので一概に比較できないが，欧米諸国と比較し低い傾向にある．ロシア

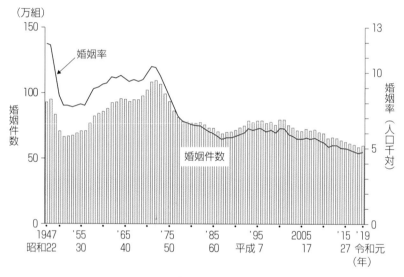

図 2-2　婚姻件数・率の推移

厚生労働省「人口動態統計」

注）令和元年は概数である.

表 2-5　平均初婚年齢と夫婦の年齢差の推移

	夫（歳）	妻（歳）	年齢差（歳）
昭和 25 年　（'50）	25.9	23.0	2.9
35　　（'60）	27.2	24.4	2.8
45　　（'70）	26.9	24.2	2.7
55　　（'80）	27.8	25.2	2.6
平成 2　　（'90）	28.4	25.9	2.5
12　　（'00）	28.8	27.0	1.8
22　　（'10）	30.5	28.8	1.7
27　　（'15）	31.1	29.4	1.7
30　　（'18）	31.1	29.4	1.7
＊令和元　　（'19）	31.2	29.6	1.6

厚生労働省「人口動態統計」

＊は概数である.

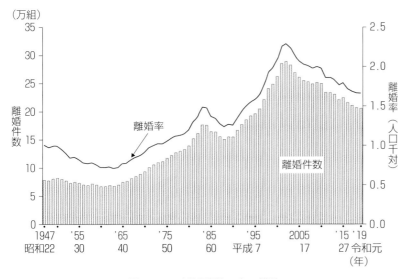

図 2-3　離婚件数・率の推移

厚生労働省「人口動態統計」

注）令和元年は概数である.

(4.65：2013年),アメリカ合衆国（2.88：2017年),デンマーク（2.60：2018年）は高い傾向にある.

C 死 亡

1 死亡率と年齢調整死亡率

　2019（令元）年のわが国の総死亡数は138万1,098人であった. 人口千人に対して（人口千対）1年間に何人死亡するかを表す **粗死亡率**（以下, 死亡率）は11.2であった. 死亡率は1980年に6.2と最も低くなったが, その後, 人口の高齢化の影響から徐々に上昇している（表2 6）.

　死亡率は, 対象集団の年齢構成に影響を受けてしまう. そのため, 異なる集団間や年代間の比較には, その影響を除くために, 基準となる集団を決めて, 観察する集団と同じ年齢構成であると想定して何人死亡したかを求める**年齢調整死亡率**を用いる. わが国の年代の比較では, 1985（昭60）年の国勢調査人口を一定の方法で補正した**基準人口**を用いている（p.35, 表2-20参照）.

　この年齢調整死亡率の移り変わりをみると, 年々低下傾向にあり, わが国の健康水準は向上してきていることがわかる.

Q 人口の高齢化が進むと一般的に死亡率は？

A 上昇する

Q 年齢構成の差を取り除いて求めた死亡率を何というか？

A 年齢調整死亡率

表 2-6 粗死亡率・年齢調整死亡率（人口千対）の推移

	粗死亡率 [1]			年齢調整死亡率 [2]	
	総　数	男	女	男	女
昭和 25 年 （'50）	10.9	11.4	10.3	18.6	14.6
35 （'60）	7.6	8.2	6.9	14.8	10.4
45 （'70）	6.9	7.7	6.2	12.3	8.2
55 （'80）	6.2	6.8	5.6	9.2	5.8
平成 2 （'90）	6.7	7.4	6.0	7.5	4.2
12 （'00）	7.7	8.6	6.8	6.3	3.2
22 （'10）	9.5	10.3	8.7	5.4	2.7
27 （'15）	10.3	10.9	9.7	4.9	2.6
30 （'18）	11.0	11.6	10.4	4.6	2.5
*令和元 （'19）	11.2	11.7	10.6	…	…

厚生労働省「人口動態統計」

注 1）年齢調整死亡率と併記したので粗死亡率と表したが，単に死亡率といっている
　　　ものである．
　2）年齢調整死亡率の基準人口は「昭和60年モデル人口」であり，年齢5歳階級
　　　別死亡率により算出した．
＊ 概数である．

② 乳児死亡，周産期死亡 ・・・・・・・・・・・・・・・・・・・・・

a. 乳児死亡

　生後1年未満の死亡を乳児死亡と呼び，通常，出生千対で表し
たものを乳児死亡率という．乳児死亡率は，その地域の衛生状態の
みならず，経済や教育も含めた社会状態を反映するため，有用な指

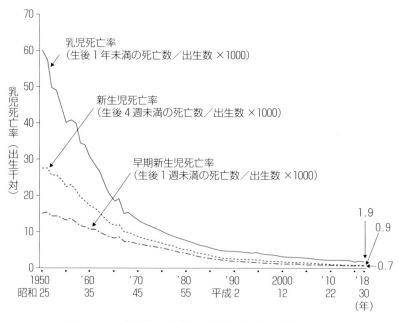

図 2-4　生存期間別乳児死亡率（出生千対）の推移
厚生労働省「人口動態統計」
注）平成 30 年は概数である．

標の一つとして扱われている.

わが国の乳児死亡率は，大正末期までは 150 以上であったが，その後急速に改善され，2018（平 30）年には 1.9 となり，世界で最も低い．すなわち世界で最も高い水準に達していることを示している（図 2-4）.

また，乳児死亡率のうち，生後 4 週（28 日）未満の死亡率を**新生児死亡率**，生後 1 週未満の死亡率を**早期新生児死亡率**と呼んでおり，ともに世界で最も低い値となっている（表 2-7，8）.

乳児死亡の原因をみると，戦後しばらくは肺炎，気管支炎，腸炎やその他の下痢性疾患などの感染症が多かったが，その後著しく減少し，今では先天奇形，変形および染色体異常が第 1 位であり，39.6％を占め，次いで周産期に特異的な呼吸障害および心血管障害となっている.

b. 周産期死亡

妊娠満 22 週以後の死産数と生後 1 週未満の早期新生児死亡数を合わせて周産期死亡数と呼び，これを出産数（出生数に妊娠満 22 週以後の死産数を加えたもの）の千対で表した指標を**周産期死亡率**という．妊娠満 22 週以後の死産と生後 1 週未満の早期新生児死亡は，ともに母体の健康状態に強く影響を受けやすい共通性が

Tea Time 3

死　産

妊娠満 12 週以後の死児の出産のことで，自然死産と人工死産に分けられる．人工死産数には，9 割以上を占める妊娠満 12 週未満の人工妊娠中絶数が含まれない.

表 2-7　乳児死亡率・新生児死亡率（出生千対）の国際比較

	乳児死亡率					新生児死亡率				
	1970年	'90	2000	'10	'17	1980年	'90	2000	'10	'17
日　　　本	7.5	4.6	3.2	2.3	1.9	4.9	2.6	1.8	1.1	0.9
カ ナ ダ	10.4	6.8	5.3	'08) 5.1	4.5	6.7	4.6	3.6	'06) 3.7	'15) 3.5
アメリカ合衆国	12.6	9.1	6.9	6.1	'15) 5.9	8.4	5.8	4.6	'09) 4.2	'15) 3.9
オーストリア	14.3	7.9	4.8	3.9	2.9	9.3	4.4	3.3	2.7	2.0
デンマーク	8.4	7.5	5.3	3.4	3.8	5.6	4.5	'01) 3.5	2.6	3.1
フランス	10.0	'91) 7.3	4.4	3.5	3.6	5.6	3.6	'03) 2.9	'09) 2.4	2.6
ド イ ツ	12.6	7.0	4.4	3.4	3.3	7.8	3.5	2.3	'07) 2.7	2.3
ハンガリー	23.2	14.8	9.2	5.3	3.5	17.8	10.8	6.2	3.5	2.2
イ タ リ ア	24.5	8.5	4.5	3.2	2.7	11.2	6.2	'03) 3.4	'08) 2.4	'13) 2.0
オ ラ ン ダ	8.6	7.1	5.1	3.8	3.6	5.7	5.7	3.9	'09) 2.9	2.7
ポーランド	21.3	16.0	8.1	5.0	4.0	13.3	11.6	5.6	3.5	2.8
スウェーデン	6.9	5.6	3.4	2.5	2.4	4.9	4.9	'01) 2.5	1.6	1.6
ス イ ス	9.1	7.1	4.9	3.8	3.5	5.9	3.8	3.6	3.1	2.8
イ ギ リ ス	12.1	'91) 7.4	5.6	4.3	3.9	7.7	4.5	3.9	'09) 3.2	2.8
オーストラリア	10.7	8.2	5.2	4.1	3.3	7.1	4.9	3.5	2.8	2.4
ニュージーランド	13.0	'91) 8.3	6.1	5.1	3.8	5.8	4.1	3.6	'90) 2.8	2.5

厚生労働省「人口動態統計」
UN「Demographic Yearbook」

注）ドイツの 1990 年までは旧西ドイツの数値である.

千（胎・人）

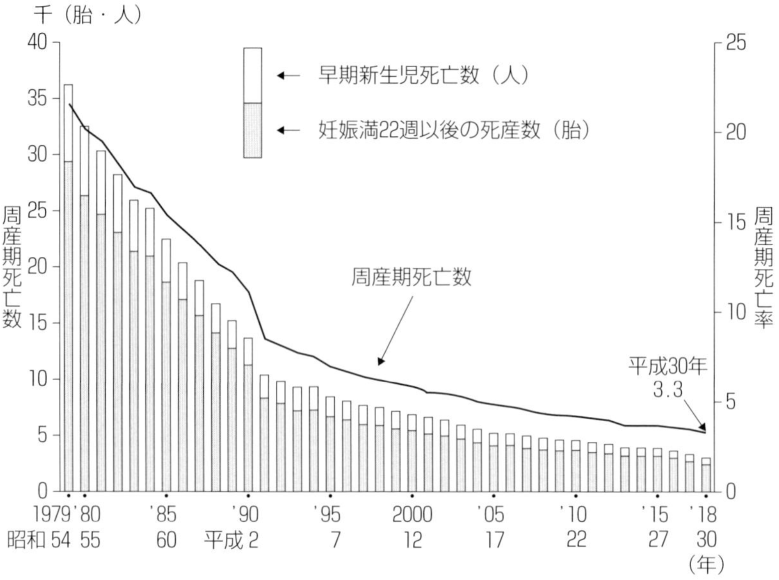

図 2-5　周産期死亡数と率の推移

厚生労働省「人口動態統計」

注）平成 30 年は概数である.

Q　周産期はいつからいつまでの期間を指すか？

A　妊娠満 22 週以後，生後 1 週未満

表 2-8　周産期死亡率（変更前の定義：出生千対）の国際比較

	1970	'80	'90	2000	'10	'15	'18		
							周産期死亡率	妊娠満28週以後死産比 4)	早期新生児死亡率
日　　　本 1)	21.7	11.7	5.7	3.8	2.9	2.5	2.2	1.5	0.7
カ　ナ　ダ	22.0	10.9	7.7	6.2	('06)6.1	('06)6.1	'15) 5.8	2.8	3.0
アメリカ合衆国	27.8	14.2	9.3	7.1	('09)6.3	6.0	'15) 6.0	2.9	3.2
デンマーク	18.0	9.0	8.3	'01)6.8	6.4	('14)6.8	'17) 6.7	4.0	2.7
フ ラ ン ス	20.7	13.0	8.3	'99)6.6	11.8	('10)11.8	'10)11.8	10.2	1.6
ド イ ツ 2)	26.7	11.6	6.0	'99)6.2	('07)5.5	5.6	'17) 5.6	3.8	1.8
ハンガリー	34.5	23.1	14.3	10.1	6.9	6.1	'17) 6.0	4.6	1.4
イ タ リ ア	31.7	17.4	10.4	'97)6.8	4.3	('13)3.8	'13) 3.8	2.5	1.4
オ ラ ン ダ	18.8	11.1	9.7	'98)7.9	('09)5.7	4.7	'17) 4.8	2.8	2.0
ス ペ イ ン	'75)21.1	14.6	7.6	'99)5.2	3.5	4.3	'15) 4.3	3.1	1.2
スウェーデン	16.5	8.7	6.5	'02)5.3	4.8	5.0	'17) 4.6	3.5	1.1
イ ギ リ ス 3)	23.8	13.4	8.2	8.2	('09)7.6	6.5	'17) 6.4	4.2	2.2
オーストラリア	21.5	13.5	8.5	6.0	('08)6.7	5.7	'17) 3.1	1.1	2.0
ニュージーランド	19.8	11.8	7.2	5.8	('09)4.9	4.1	'17) 4.3	2.4	1.9

厚生労働省「人口動態統計」
WHO「World Health Statistics Annual」
UN「Demographic Yearbook」

注 1）国際比較のため周産期死亡は変更前の定義（妊娠満 28 週以後の死産数に早期新生児死亡数を加えたもの，出生千対）を用いている.
　　2）1990 年までは，旧西ドイツの数値である.
　　3）1980 年までは，イングランド・ウェールズの数値である.
　　4）妊娠満 28 週以後の死産比＝年間妊娠満 28 週以後の死産数÷年間出生数× 1,000

あるため，1950年以降WHOによって提唱されている指標である．

　わが国の周産期死亡率は，世界で最も低率となっている（図2-5）．その一方で，わが国の周産期死亡の特徴は，早期新生児死亡に対して死産が多いことである（表2-8）．なお，国際比較の際は，妊娠週数に注意が必要である．

❸ PMI（PMR）

　50歳以上の死亡数が全死亡数に占める割合をPMI（proportional mortality indicator）またはPMR（proportional mortality ratio）という．死亡時の年齢が把握できれば簡単に算出できるため，国際比較がしやすい利点がある．高いほど若くして死亡する人が少ないということであり，健康水準の高いことを示す．わが国では97.1%である（2018年）．今後は，世界の平均寿命が延びていることもあり，65歳以上での死亡割合が注目されてくる．ちなみにわが国では90.5%である．世界のなかではともにトップクラスである（表2-9）．

表 2 - 9　65歳以上死亡数の死亡総数に対する割合の国際比較

	65歳以上死亡数の死亡総数に対する割合（%）
日　　　　　　本(2018)	90.5
カ　　ナ　　ダ（'17）	79.9
ア メ リ カ 合 衆 国（'15）	73.4
フ　ラ　ン　ス（'14）	85.9
ド　　イ　　ツ（'17）	85.3
イ　タ　リ　ア（'17）	89.2
オ　ラ　ン　ダ（'17）	84.9
ス ウ ェ ー デ ン（'17）	88.3
イ　ギ　リ　ス（'17）	84.6
オ ー ス ト ラ リ ア（'17）	82.3
ニ ュ ー ジ ー ラ ン ド（'17）	80.6

厚生労働省「人口動態統計」
UN「Demographic Yearbook」

❹ 死　因

　死亡診断書をもとにまとめられる死因統計は，保健衛生行政上のみならず，社会経済や学術研究の面でも広く活用され，大きな影響力を持っている．

　死因統計では，死亡診断書に記載された複数の疾患からWHOの「疾病及び関連保健問題の国際統計分類：ICD」に従って，原死因（直

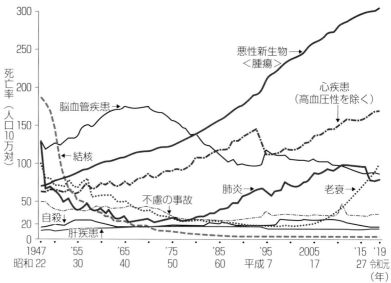

図 2-6　主要死因別にみた死亡率（人口 10 万対）の推移
厚生労働省「人口動態統計」
注　平成 6 年までの死亡率は旧分類によるものである.

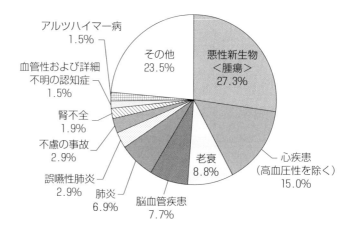

図 2-7　主な死因の構成割合（令和元年（2019））
厚生労働省「人口動態統計」

接に死亡を引き起こした一連の事象の起因となった疾病または損傷）を死因選択ルールによって 1 つ選び，統計処理が行われている. 1995（平 7）年から ICD-10 が，2006（平 18）年から ICD-10（2003 年版）が，2016（平 28）年から ICD-10（2013 年版）が適用されている. そのため，時系列的に死因統計をみる場合には，留意が必要となる.

　わが国の死因の状況（図 2-6）をみると，1950 年代後半以降，

表 2-10　死因順位別死亡数・死亡率（人口 10 万対）

死　　　　因	死因順位	令和元年（2019）総数		死因順位	男		死因順位	女		死因順位	平成 30 年（2018）総数	
		死亡数（人）	死亡率		死亡数（人）	死亡率		死亡数（人）	死亡率		死亡数（人）	死亡率
全　死　因		1,381,098	1,116.2		707,408	1,174.9		673,690	1,060.5		1,362,470	1,096.8
悪性新生物〈腫瘍〉	1	376,392	304.2	1	220,315	365.9	1	156,077	245.7	1	373,584	300.7
心疾患（高血圧性を除く）	2	207,628	167.8	2	98,150	163.0	2	109,478	172.3	2	208,221	167.6
老　　　衰	3	121,868	98.5	5	31,724	52.7	3	90,144	141.9	3	109,605	88.2
脳 血 管 疾 患	4	106,506	86.1	4	51,742	85.9	4	54,764	86.2	4	108,186	87.1
肺　　　　炎	5	95,498	77.2	3	53,064	88.1	5	42,434	66.8	5	94,661	76.2
誤 嚥 性 肺 炎	6	40,354	32.6	6	22,882	38.0	6	17,472	27.5	7	38,460	31.0
不 慮 の 事 故	7	39,410	31.9	7	22,517	37.4	7	16,893	26.6	6	41,238	33.2
腎　不　全	8	26,644	21.5	10	13,575	22.5	10	13,069	20.6	8	26,081	21.0
血管性及び詳細不明の認知症	9	21,370	17.3	15	7,575	12.6	8	13,795	21.7	9	20,521	16.5
アルツハイマー病	10	20,716	16.7	17	7,176	11.9	9	13,540	21.3	12	19,095	15.4

厚生労働省「人口動態統計」

注 1）男の 8 位は「慢性閉塞性肺疾患（COPD）」で死亡数は 14,816，死亡率は 24.6，9 位は「自殺」で死亡数は 13,661，死亡率は 22.7 である.

注 2）「結核」は死亡数が 2,088，死亡率は 1.7 で第 31 位となっている.

注 3）「熱中症」は死亡数が 1,221，死亡率は 1.0 である.

死因の第 1 位だった結核が大幅に減少してきた. その一方で, 悪性新生物, 心疾患, 脳血管疾患といった生活習慣病が上位を占めるようになり, 死因構造の中心が感染症から生活習慣病に大きく変化してきたことがわかる. 2019（令元）年の死因順位（図 2-7, 表 2-10）は, 第 1 位：悪性新生物（27.3%）, 第 2 位：心疾患（15.0%）, 第 3 位：老衰（8.8%）となっている. 以下, 第 4 位：脳血管疾患, 第 5 位：肺炎, と続いている.

1965（昭 40）年以降, 脳血管疾患は減少してきたが, 1995 年に脳血管疾患が増加し, 心疾患が減少したことで, 第 2 位と第 3 位の順位が逆転した. これは, その年の ICD-10 の適用によって行われた死亡診断書の改正によるものとされている. 悪性新生物および心疾患は今なお, 増加傾向にある.

表 2-11 は, 年齢階級別死因順位第 5 位までの死亡数・率である. 乳幼児期（0 ～ 4 歳）では「先天奇形, 変形および染色体異常」が多く, 学童期（5 ～ 14 歳）では「悪性新生物」が多い. 青年（15 ～ 39 歳）では,「自殺」や「不慮の事故」が多く, 外因死の割合が大きい. それ以降は悪性新生物や心疾患などの生活習慣病が多いことがわかる. なお, 20 歳代における自殺は, その死亡数のうち約半数となっている.

Q 死因順位の第 2 位は何か？

A 心疾患

── Tea Time 6 ──

外因死

疾病が原因ではない死のことで, 事故, 自殺, 他殺, 災害, 中毒などがある.

表 2-11　死因順位[1] 第5位までの死亡数・率（人口10万対）―総数

平成30（2018）年

	第1位 死因	第1位 死亡数 死亡率 (割合)	第2位 死因	第2位 死亡数 死亡率 (割合)	第3位 死因	第3位 死亡数 死亡率 (割合)	第4位 死因	第4位 死亡数 死亡率 (割合)	第5位 死因	第5位 死亡数 死亡率 (割合)
総数	悪性新生物〈腫瘍〉	373,584 300.7 (27.4)	心疾患	208,221 167.6 (15.3)	老衰	109,605 88.2 (8.0)	脳血管疾患	108,186 87.1 (7.9)	肺炎	94,661 76.2 (6.9)
0歳[2]	先天奇形, 変形及び染色体異常	623 67.8 (35.6)	周産期に特異的な呼吸障害等	262 28.5 (15.0)	不慮の事故	64 7.0 (3.7)	乳幼児突然死症候群	57 6.2 (3.3)	胎児及び新生児の出血性障害等	50 5.4 (2.9)
1～4	先天奇形, 変形及び染色体異常	152 4.0 (23.6)	不慮の事故	83 2.2 (12.9)	悪性新生物〈腫瘍〉	73 1.9 (11.3)	心疾患	31 0.8 (4.8)	肺炎	24 0.6 (3.7)
5～9	悪性新生物〈腫瘍〉	82 1.6 (22.6)	不慮の事故	75 1.5 (20.7)	先天奇形, 変形及び染色体異常	40 0.8 (11.0)	その他の新生物<腫瘍>	14 0.3 (3.9)	心疾患/インフルエンザ	12 0.2 (3.3)
10～14	悪性新生物〈腫瘍〉	114 2.1 (24.6)	自殺	99 1.9 (21.4)	不慮の事故	65 1.2 (14.0)	心疾患	23 0.4 (5.0)	先天奇形, 変形及び染色体異常	22 0.4 (4.8)
15～19	自殺	503 8.7 (44.0)	不慮の事故	239 4.1 (20.9)	悪性新生物〈腫瘍〉	111 1.9 (9.7)	心疾患	31 0.5 (2.7)	脳血管疾患	22 0.4 (1.9)
20～24	自殺	1,045 17.5 (52.1)	不慮の事故	314 5.3 (15.7)	悪性新生物〈腫瘍〉	160 2.7 (8.0)	心疾患	68 1.1 (3.4)	脳血管疾患	21 0.4 (1.0)
25～29	自殺	1,059 18.0 (47.8)	不慮の事故	257 4.4 (11.6)	悪性新生物〈腫瘍〉	240 4.1 (10.8)	心疾患	123 2.1 (5.6)	脳血管疾患	41 0.7 (1.9)
30～34	自殺	1,235 18.5 (39.7)	悪性新生物〈腫瘍〉	533 8.0 (17.1)	不慮の事故	304 4.5 (9.8)	心疾患	228 3.4 (7.3)	脳血管疾患	130 1.9 (4.2)
35～39	自殺	1,288 17.2 (27.9)	悪性新生物〈腫瘍〉	1,086 14.5 (23.6)	心疾患	420 5.6 (9.1)	不慮の事故	366 4.9 (7.9)	脳血管疾患	305 4.1 (6.6)
40～44	悪性新生物〈腫瘍〉	2,517 28.2 (30.2)	自殺	1,574 17.6 (18.9)	心疾患	911 10.2 (10.9)	脳血管疾患	735 8.2 (8.8)	不慮の事故	510 5.7 (6.1)
45～49	悪性新生物〈腫瘍〉	4,698 49.4 (33.6)	自殺	1,816 19.1 (13.1)	心疾患	1,719 18.1 (12.3)	脳血管疾患	1,295 13.6 (9.2)	肝疾患	706 7.4 (5.0)
50～54	悪性新生物〈腫瘍〉	7,383 89.7 (37.9)	心疾患	2,436 29.6 (12.5)	自殺	1,854 22.5 (9.5)	脳血管疾患	1,658 20.1 (8.5)	肝疾患	1,013 12.3 (5.2)
55～59	悪性新生物〈腫瘍〉	11,693 154.8 (42.7)	心疾患	3,348 44.3 (12.2)	脳血管疾患	2,008 26.6 (7.3)	自殺	1,561 20.7 (5.7)	肝疾患	1,271 16.8 (4.6)
60～64	悪性新生物〈腫瘍〉	20,146 267.8 (46.5)	心疾患	5,328 70.8 (12.3)	脳血管疾患	2,958 39.3 (6.8)	肝疾患	1,496 19.9 (3.5)	不慮の事故	1,480 19.7 (3.4)
65～69	悪性新生物〈腫瘍〉	40,885 438.9 (47.3)	心疾患	10,602 113.8 (12.3)	脳血管疾患	5,714 61.3 (6.6)	不慮の事故	2,729 29.3 (3.2)	肺炎	2,522 27.1 (2.9)
70～74	悪性新生物〈腫瘍〉	51,182 624.5 (44.7)	心疾患	14,080 171.8 (12.3)	脳血管疾患	8,178 99.8 (7.1)	肺炎	4,362 53.2 (3.8)	不慮の事故	3,528 43.0 (3.1)
75～79	悪性新生物〈腫瘍〉	60,084 870.3 (38.0)	心疾患	21,030 304.6 (13.3)	脳血管疾患	12,129 175.7 (7.7)	肺炎	8,523 123.6 (5.4)	不慮の事故	5,132 74.3 (3.2)
80～84	悪性新生物〈腫瘍〉	66,857 1,254.3 (29.7)	心疾患	33,192 622.7 (14.7)	脳血管疾患	18,975 356.0 (8.4)	肺炎	16,281 305.4 (7.2)	老衰	9,183 172.3 (4.1)
85～89	悪性新生物〈腫瘍〉	60,446 1,724.3 (21.8)	心疾患	45,586 1,300.4 (16.5)	肺炎	24,521 699.5 (8.9)	脳血管疾患	23,997 684.5 (8.7)	老衰	22,735 648.5 (8.2)
90～94	心疾患	43,343 2,593.8 (18.5)	老衰	36,197 2,166.2 (15.4)	悪性新生物〈腫瘍〉	34,175 2,045.2 (14.6)	肺炎	23,234 1,390.4 (9.9)	脳血管疾患	19,725 1,180.4 (8.4)
95～99	老衰	27,026 6,156.3 (24.7)	心疾患	20,794 4,736.7 (19.0)	肺炎	10,642 2,424.1 (9.7)	悪性新生物〈腫瘍〉	9,809 2,234.4 (9.0)	脳血管疾患	8,483 1,932.3 (7.8)
100歳以上	老衰	11,125 16,123.2 (39.3)	心疾患	4,841 7,015.9 (17.1)	肺炎	2,474 3,585.5 (8.7)	脳血管疾患	1,775 2,572.5 (6.3)	悪性新生物〈腫瘍〉	1,281 1,856.5 (4.5)
（再掲） 65歳以上	悪性新生物〈腫瘍〉	324,719 916.6 (26.3)	心疾患	193,468 546.1 (15.7)	老衰	109,572 309.3 (8.9)	脳血管疾患	98,976 279.4 (8.0)	肺炎	92,568 261.3 (7.5)
75歳以上	悪性新生物〈腫瘍〉	232,652 1,298.4 (22.5)	心疾患	168,786 942.0 (16.4)	老衰	108,691 606.6 (10.5)	肺炎	85,684 478.2 (8.3)	脳血管疾患	85,084 474.8 (8.2)
80歳以上	悪性新生物〈腫瘍〉	172,568 1,566.8 (19.7)	心疾患	147,756 1,341.5 (16.9)	老衰	106,266 964.8 (12.2)	肺炎	77,152 700.5 (8.8)	脳血管疾患	72,955 662.4 (8.3)

資料　厚生労働省「人口動態統計」

注　1）死因順位は死亡数の多いものから定めた.
　　2）乳児（0歳）の死因については乳児死因簡単分類を使用した. また, 死亡率は出生10万対の率である.
　　3）死因名は次のように省略した. 心疾患←心疾患（高血圧性を除く）　周産期に特異的な呼吸障害等←周産期に特異的な呼吸障害及び心血管障害　胎児及び新生児の出血性障害等←胎児及び新生児の出血性障害及び血液障害　妊娠期間等に関連する障害←妊娠期間及び胎児発育に関連する障害
　　4）（　）内の数値は, それぞれの年齢別死亡数を100としたときの割合（%）である.

D 寿 命

① 平均寿命 ••••••••••••••••••••••••••••••••••••

　現在の各年齢における死亡の状況がこれからも変わらないと仮定したとき，ある年齢の人が今後どのくらい生存するかの期待値をその年齢の**平均余命**（表2-12）という．特に0歳（出生時）の平均余命を**平均寿命**と呼んでいる．この平均寿命はその時点でのすべての年齢の死亡の状況を反映しているので，その集団の健康状態を総合的に表す指標として広く用いられている．

　わが国の平均寿命は，戦後に男女ともに50年を超えた．この後は急速に延び，女性は1960（昭35）年に70年，1971（昭46）年に75年，1984（昭59）年に80年，2002（平14）年に85年を超えた．一方男性は，1971年に70年，1986年に75年，2013（平25）年に80年を超えている．2019（令元）年の男性の平均寿命は81.41年，女性の平均寿命は87.45年であり，男女の差は6.04年であった（表2-13）．

　国際比較では，世界有数の最長寿国の一つとなっていること（表2-14），また男女ともにその延びが著しいことがわかる（図2-8）．

　なお，平均寿命は戦争や天災，あるいはある疾病の治療法の確立などによる死亡の状況の変化によって大きく変動することがある．

— Tea Time 7 —

☕

平均寿命－年齢＝？

平均寿命から自分の年齢を引いても平均余命にはならない．実際の平均余命はそれよりも長い．そもそも平均寿命より長生きしている人はマイナスになってしまい成り立たない．

表 2-12　性・年齢別平均余命
（単位：年）

	男	女
0 歳	81.41	87.45
10 歳	71.66	77.69
20 歳	61.77	67.77
30 歳	52.03	57.91
40 歳	42.35	48.11
50 歳	32.89	38.49
60 歳	23.97	29.17
70 歳	15.96	20.21
80 歳	9.18	12.01
90 歳	4.41	5.71
100 歳	1.89	2.29
105 歳～	1.19	1.45

厚生労働省「2019年簡易生命表」

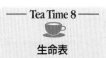

— Tea Time 8 —

生命表

性・年齢別に平均余命を表した表（国勢調査人口に基づいた完全生命表と推計人口に基づいた簡易生命表がある）．

表 2-13 戦後における平均寿命の推移

(単位：年)

	男	女			男	女
昭和22年＊（'47）	50.06	53.96	昭和58　（'83）		74.20	79.78
23　（'48）	55.60	59.40	59　（'84）		74.54	80.18
24　（'49）	56.20	59.80	60＊（'85）		74.78	80.48
25　（'50）	58.00	61.50	61　（'86）		75.23	80.93
25〜27＊（'50〜'52）	59.57	62.97	62　（'87）		75.61	81.39
26　（'51）	60.80	64.90	63　（'88）		75.54	81.30
27　（'52）	61.90	65.50	平成元　（'89）		75.91	81.77
28　（'53）	61.90	65.70	2＊（'90）		75.92	81.90
29　（'54）	63.41	67.69	3　（'91）		76.11	82.11
30＊（'55）	63.60	67.75	4　（'92）		76.09	82.22
31　（'56）	63.59	67.54	5　（'93）		76.25	82.51
32　（'57）	63.24	67.60	6　（'94）		76.57	82.98
33　（'58）	64.98	69.61	7＊（'95）		76.38	82.85
34　（'59）	65.21	69.88	8　（'96）		77.01	83.59
35＊（'60）	65.32	70.19	9　（'97）		77.19	83.82
36　（'61）	66.03	70.79	10　（'98）		77.16	84.01
37　（'62）	66.23	71.16	11　（'99）		77.10	83.99
38　（'63）	67.21	72.34	12＊（'00）		77.72	84.60
39　（'64）	67.67	72.87	13　（'01）		78.07	84.93
40＊（'65）	67.74	72.92	14　（'02）		78.32	85.23
41　（'66）	68.35	73.61	15　（'03）		78.36	85.33
42　（'67）	68.91	74.15	16　（'04）		78.64	85.59
43　（'68）	69.05	74.30	17＊（'05）		78.56	85.52
44　（'69）	69.18	74.67	18　（'06）		79.00	85.81
45＊（'70）	69.31	74.66	19　（'07）		79.19	85.99
46　（'71）	70.17	75.58	20　（'08）		79.29	86.05
47　（'72）	70.50	75.94	21　（'09）		79.59	86.44
48　（'73）	70.70	76.02	22＊（'10）		79.55	86.30
49　（'74）	71.16	76.31	23　（'11）		79.44	85.90
50＊（'75）	71.73	76.89	24　（'12）		79.94	86.41
51　（'76）	72.15	77.35	25　（'13）		80.21	86.61
52　（'77）	72.69	77.95	26　（'14）		80.50	86.83
53　（'78）	72.97	78.33	27＊（'15）		80.75	86.99
54　（'79）	73.46	78.89	28　（'16）		80.98	87.14
55＊（'80）	73.35	78.76	29　（'17）		81.09	87.26
56　（'81）	73.79	79.13	30　（'18）		81.25	87.32
57　（'82）	74.22	79.66	令和元　（'19）		81.41	87.45

厚生労働省「簡易生命表」「完全生命表」

注 1）＊印は完全生命表である．
　2）昭和20年，昭和21年は基礎資料が不備につき，本表から除いてある．
　3）昭和47年以降は沖縄県を含めた値であり，46年以前は同県を除いた値である．

表 2-14 平均寿命の国際比較

(単位：年)

	男	女	作成期間
日　　　　　本	81.41	87.45	2019
ア イ ス ラ ン ド	81.0	84.1	2018
ス ウ ェ ー デ ン	81.34	84.73	2019
ス　イ　ス	81.7	85.4	2018
イ ギ リ ス	79.25	82.93	2016 〜 2018
フ ラ ン ス	79.7	85.6	2019
ド イ ツ	78.48	83.27	2016 〜 2018
ア メ リ カ 合 衆 国	76.1	81.1	2017

当該政府からの資料提供によるもの．

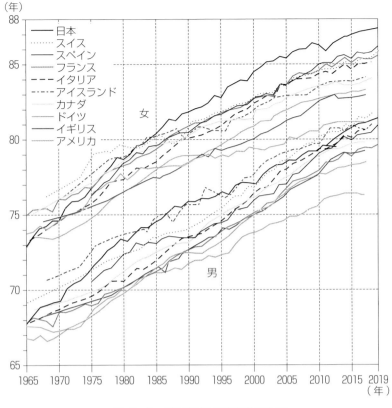

（年）

女

男

図 2-8　諸外国の平均寿命の比較

UN「Demographic Yearbook」など

注 1）1971 年以前の日本は，沖縄県を除く数値である．
　　2）1990 年以前のドイツは旧西ドイツの数値である．

凡例：
日本
スイス
スペイン
フランス
イタリア
アイスランド
カナダ
ドイツ
イギリス
アメリカ

Q 悪性新生物が克服された場合，平均寿命はどの位延びるか？

A 　男：3.62 年
女：2.84 年

2 健康寿命

　生命が維持されること自体はそれなりの意味を持つものであるが，これからの国民の健康づくり運動にあっては，いつまでも元気で生活できることを目標にすることが大切となってくる．そこで2000（平 12）年から始められた「21 世紀における国民健康づくり運動（健康日本 21）」では認知症や寝たきりにならない状態で生活できる期間を健康寿命として捉え，この健康寿命の延長を基本理念の一つとしている．2012（平 24）年に策定された「健康日本 21（第二次）」では，生活習慣病の予防や社会生活を営むために必要な機能の維持および向上により，当時の健康寿命（男性：70.42 歳，女性 73.62 歳）の延伸を実現するとしている．2016（平 28）年には男性で 1.72 年，女性で 1.17 年延伸しており，平均寿命の延びよりも上回って推移している．

E 健康状態と受療状況

1 健康状態

1955（昭30）年以降，国民の健康状態を把握するために，国民健康調査が行われてきたが，1986（昭61）年以降は，自覚症状や通院状況などを指標とした国民の保健，医療，福祉，年金，所得など国民の基礎的な事項を総合的に把握する調査として，**国民生活基礎調査**（p.145 参照）に統合拡充された.

また幼稚園から大学までの教育機関で学ぶ幼児，児童，生徒，および学生の健康状態は，学校保健統計調査によって把握されている.

a. 有訴者率

有訴者率とは，有訴者（医療施設・介護保険施設への入院・入所者を除く病気や怪我などで自覚症状のある者）の人口千人に対する割合である. 2019（令元）年の有訴者率は302.5であり，75歳以上では約半数が有訴者である. 性別では女性が高い（表2-15）. 症状別にみると，男性では「腰痛」「肩こり」が高く，女性では「肩こり」「腰痛」が高い（図2-9）.

b. 通院者率

通院者率とは，医療施設やあんま・はり・きゅう・柔道整復師な

―― Tea Time 9 ――

有訴者率と都道府県

有訴者率の高い順に奈良，福岡，広島であり，低い順に栃木，沖縄，山形である.

Q 病気や怪我の自覚症状として多いものは何か？

A 腰痛，肩こり.

―― Tea Time 10 ――

通院者率と都道府県

通院者率の高い順に岩手，秋田，島根であり，低い順に沖縄，石川，愛知である.

表 2-15 性・年齢階級別にみた有訴者率

（人口千対）

年齢階級	2019（令和元）年			2016（平成28）年		
	総　数	男	女	総　数	男	女
総　数	302.5	270.8	332.1	305.9	271.9	337.3
9歳以下	178.0	184.9	170.7	185.7	198.1	172.8
10～19	157.1	154.6	159.7	166.5	162.4	170.7
25～29	194.6	159.6	229.3	209.2	167.7	250.3
35～39	249.3	206.2	291.2	250.6	209.0	291.2
45～49	268.4	225.6	310.1	270.0	224.9	313.6
55～59	309.1	260.6	355.5	308.8	263.0	352.8
65～69	338.9	322.3	354.5	352.8	330.6	373.5
75～79	434.1	414.1	451.5	456.5	432.2	477.2
80歳以上	511.0	498.8	518.8	520.2	499.1	533.2
（再　掲）						
65歳以上	433.6	413.2	450.3	446.0	417.5	468.9
75歳以上	495.5	477.3	508.6	505.2	480.5	522.5

厚生労働省「国民生活基礎調査」

注：1）有訴者には入院者は含まないが，分母となる世帯人員には入院者を含む.
　　2）「総数」には，年齢不詳を含む.
　　3）2016（平28）年の数値は，熊本県を除いたものである.

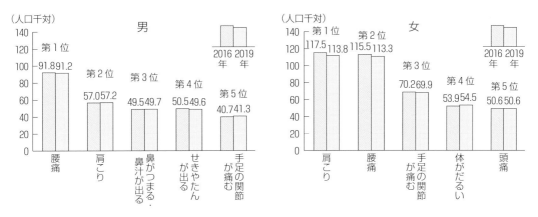

図 2-9　性別にみた有訴者率の上位 5 症状

厚生労働省「国民生活基礎調査」2019 年

注 1）有訴者には入院者は含まないが，分母となる世帯人員には入院者を含む．
　　 2）2016（平 28）年の数値は，熊本県を除いたものである．

どの施術所に通院・通所している者の人口千人に対する割合である．
2016（平 28）年の通院者率は 404.0 であり，おおむね年齢が
高くなるにつれて上昇している．性別では女性が高い（表 2-16）．
傷病別にみると，男性では「高血圧症」「糖尿病」が高く，女性で
は「高血圧症」が高く，次いで「脂質異常症（高コレステロール血
症等）」であった（図 2-10）．

C. 悩みやストレスの状況

　12 歳以上の日常生活における悩みやストレスの有無をみると，

> **Q** 通院者の傷病で多いものは何か？
>
> **A** 高血圧症（男女とも）

表 2-16　性・年齢階級別にみた通院者率

（人口千対）

年齢階級	2019（令和元）年			2016（平成 28）年		
	総　数	男	女	総　数	男	女
総　数	404.0	388.1	418.8	390.2	372.5	406.6
9 歳以下	150.4	162.0	138.0	160.0	172.5	147.0
10 〜 19	140.1	147.1	132.7	141.1	144.3	137.6
20 〜 29	157.1	131.1	182.9	156.7	129.8	183.4
30 〜 39	216.7	188.6	244.0	206.0	180.1	231.3
40 〜 49	287.2	270.8	303.2	275.5	264.3	286.3
50 〜 59	427.5	417.6	437.0	418.8	411.5	425.9
60 〜 69	586.3	593.9	579.1	582.2	583.3	581.1
70 〜 79	706.0	707.9	704.3	708.0	704.2	711.2
80 歳以上	730.3	737.1	725.9	730.3	729.1	731.0
（再　掲）						
65 歳以上	689.6	692.8	686.9	686.7	681.7	690.6
75 歳以上	730.5	735.7	726.8	727.8	725.1	729.6

厚生労働省「国民生活基礎調査」

注：1）通院者には入院者は含まないが，分母となる世帯人員には入院者を含む．
　　 2）総数には，年齢不詳を含む．
　　 3）2016（平 28）年の数値は，熊本県を除いたものである．

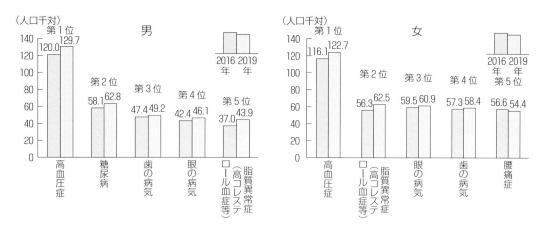

図 2-10　性別にみた通院者率上位 5 傷病（複数回答）
厚生労働省「国民生活基礎調査」2019 年

注 1）通院者には入院者は含まないが，分母となる世帯人員には入院者を含む.
　 2）2016（平 28）年の数値は，熊本県を除いたものである.

「ある」が 47.9%，「ない」が 50.6% となっている（図 2-11）.
悩みやストレスがある者の割合を男女別にみると，女性 52.4% の
ほうが男性 43.0% よりも高い. 年齢別にみると，男女ともに 30
代から 50 代が高い割合となっている（図 2-12）. なお，この年
齢の悩みやストレスの原因は，男性では「自分の仕事」が最も多く，
女性では「自分の仕事」，「収入・家計・借金など」が多い.

d.　児童生徒の疾病・異常（被患率）

　学校で行われる定期健康診断の結果，疾病・異常に該当した者の
割合を被患率という.

　学校において被患率の高いのはむし歯（う歯：処置完了者＋未処
置歯のある者）であり，幼稚園 31.2%，小学校 44.8%，中学校

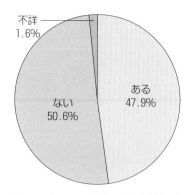

図 2-11　悩み・ストレスの有無別構成割合（12 歳以上）
厚生労働省「国民生活基礎調査」2019 年
注）入院者は含まない.

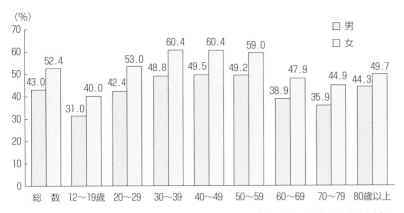

図 2-12　性・年齢階級別にみた悩みやストレスがある者の割合（12歳以上）

厚生労働省「国民生活基礎調査」2019年

注）入院者は含まない.

34.0%，および高等学校43.7%となっている．次に高いのは裸眼視力1.0未満の者であり，幼稚園26.1%，小学校34.6%，中学校57.5%，および高等学校67.6%となっている（表2-17）．むし歯は各学校とも減少傾向に，裸眼視力1.0未満の者は増加傾向にある．

2　受療状況

　全国の医療施設（病院，一般診療所，歯科診療所）を利用する患者の傷病などの状況を把握するために，1953（昭28）年より毎年1回ずつ患者調査（p.145参照）が実施されてきた．1984（昭59）年からは3年に一度実施されている．調査は，無作為に抽出された医療施設を受療したすべての患者を対象とし，調査日は10月中旬の1日間をもって行われている．

　2017（平29）年10月の調査日に全国の医療施設で受療した推計患者数は，入院患者が約131万人，外来患者は719万人であった．

　入院患者は病院に97.0%，一般診療所に3.0%の割合で入院しており，外来患者は病院22.7%，一般診療所58.6%，歯科診療所18.7%の割合で受療している．

　これを受療率（人口10万人に対する推計患者数）でみると，全国の入院受療率は1,036，外来受療率は5,675である（表2-18）．このことは調査日に全人口のうち約1.1%が入院し，約5.8%が外来を受診したことを示している．

　受療率を年齢階級別にみると，入院においては5～14歳が最も

Tea Time 11

ランドルト環

フランスの眼科医ランドルトが考案した視力検査で用いられているC字型の環のこと．字が読めなくとも使用できるメリットがある．

Tea Time 12

受療率と都道府県

入院：高知，鹿児島，長崎の順に高い．神奈川，東京，埼玉の順に低い．

外来：佐賀，香川，長崎の順に高い．沖縄，京都，静岡の順に低い．

E　健康状態と受療状況　｜　29

表 2-17　児童・生徒の主な疾病・異常等の推移

(単位：%)

区分		裸眼視力1.0未満の者	耳疾患	鼻・副鼻腔疾患	むし歯（う歯）	心電図異常	蛋白検出の者	寄生虫卵保有者	ぜん息
幼稚園	2015年度	26.8	2.2	3.6	36.2	…	0.8	0.1	2.1
	2016	27.9	2.8	3.6	35.6	…	0.7	…	2.3
	2017	24.5	2.3	2.9	35.5	…	1.0	…	1.8
	2018	26.7	2.3	2.9	35.1	…	1.0	…	1.6
	2019	26.1	2.6	3.2	31.2	…	1.0	…	1.8
小学校	2015年度	31.0	5.5	11.9	50.8	2.4	0.8	0.1	4.0
	2016	31.5	6.1	12.9	48.9	2.4	0.8	…	3.7
	2017	32.5	6.2	12.8	47.1	2.4	0.9	…	3.9
	2018	34.1	6.5	13.0	45.3	2.4	0.8	…	3.5
	2019	34.6	6.3	11.8	44.8	2.4	1.0	…	3.4
中学校	2015年度	54.1	3.6	10.6	40.5	3.2	2.9	…	3.0
	2016	54.6	4.5	11.5	37.5	3.3	2.6	…	2.9
	2017	56.3	4.5	11.3	37.3	3.4	3.2	…	2.7
	2018	56.0	4.7	11.0	35.4	3.3	2.9	…	2.7
	2019	57.5	4.7	12.1	34.0	3.3	3.4	…	2.6
高等学校	2015年度	63.8	2.0	7.3	52.5	3.3	3.0	…	1.9
	2016	66.0	2.3	9.4	49.2	3.4	3.3	…	1.9
	2017	62.3	2.6	8.6	47.3	3.3	3.5	…	1.9
	2018	67.2	2.5	9.9	45.4	3.3	2.9	…	1.8
	2019	67.6	2.9	9.9	43.7	3.3	3.4	…	1.8

文部科学省「学校保健統計調査」

注1）心電図異常については，6歳，12歳，15歳のみ実施している．

　2）寄生虫卵保有者については2015年度まで，5歳から8歳のみ実施している．

低く，年齢とともに高くなっており，90歳以上が最も高い．一方，通院では，15〜19歳が最も低く，80〜84歳で最も高くなっている．

　また，受療率を傷病分類別にみると，入院では**精神及び行動の障害**や高血圧性疾患，心疾患，脳血管疾患などの循環器系疾患が高い．外来では，歯及び歯の支持組織の疾患，食道・胃及び十二指腸の疾患，肝疾患などの**消化器系の疾患**や循環器系の疾患が高くなっている（表2-19）．

表 2-18 受療率（人口10万対），入院−外来・性・年齢階級別

	入　院			外　来		
	総　数	男	女	総　数	男	女
総　数	1,036	972	1,096	5,675	4,953	6,360
0　歳	1,167	1,208	1,124	7,276	7,439	7,105
1～4	169	191	146	6,517	6,670	6,354
5～9	86	94	77	4,377	4,495	4,253
10～14	94	100	86	2,764	2,899	2,623
15～19	113	116	110	1,923	1,734	2,123
20～24	158	134	182	2,108	1,599	2,648
25～29	235	159	314	2,751	1,882	3,663
30～34	291	199	385	3,104	2,104	4,138
35～39	296	248	346	3,203	2,260	4,173
40～44	311	327	296	3,362	2,668	4,075
45～49	398	442	354	3,782	3,072	4,507
50～54	552	628	475	4,481	3,802	5,167
55～59	758	888	628	5,233	4,464	5,998
60～64	997	1,188	811	6,279	5,710	6,832
65～69	1,305	1,560	1,067	7,824	7,297	8,317
70～74	1,712	2,002	1,457	10,174	9,661	10,626
75～79	2,448	2,715	2,233	12,123	11,764	12,410
80～84	3,633	3,818	3,505	12,551	12,745	12,414
85～89	5,326	5,409	5,285	11,608	12,075	11,368
90歳以上	7,815	7,433	7,936	9,968	10,339	9,850
（再　掲）						
65歳以上	2,734	2,699	2,760	10,369	9,977	10,670
70歳以上	3,295	3,221	3,348	11,370	11,205	11,486
75歳以上	3,997	3,868	4,080	11,899	12,023	11,820

厚生労働省「患者調査」2017年

注）総数には，年齢不詳を含む.

表 2-19 傷病分類別にみた受療率（人口10万対）

		入院	外来
Ⅰ 感染症及び寄生虫症		16	134
腸管感染症	（再掲）	3	24
結核	（再掲）	2	1
Ⅱ 皮膚及び粘膜の病変を伴うウイルス性疾患	（再掲）	1	48
真菌症	（再掲）	1	31
Ⅱ 新生物〈腫瘍〉		112	197
悪性新生物〈腫瘍〉	（再掲）	100	145
胃の悪性新生物〈腫瘍〉	（再掲）	10	16
結腸及び直腸の悪性新生物〈再掲〉	（再掲）	15	23
気管，気管支及び肺の悪性新生物〈腫瘍〉	（再掲）	14	13
Ⅲ 血液及び造血器の疾患並びに免疫機構の障害		5	17
Ⅳ 内分泌，栄養及び代謝疾患		26	350
甲状腺障害	（再掲）	1	25
糖尿病	（再掲）	15	177

Q 入院で多い傷病分類は何か？

A 精神及び行動の障害

V	精神及び行動の障害		199	206
	統合失調症，統合失調症型障害及び妄想性障害	（再掲）	121	49
	気分［感情］障害（躁うつ病を含む）	（再掲）	24	71
	神経症性障害，ストレス関連障害及び身体表現性障害	（再掲）	4	47
VI	神経系の疾患		100	130
VII	眼及び付属器の疾患		9	283
	白内障	（再掲）	6	66
VIII	耳及び乳様突起の疾患		2	78
IX	循環器系の疾患		180	702
	高血圧性疾患	（再掲）	4	511
	心疾患（高血圧性のものを除く）	（再掲）	50	106
	虚血性心疾患	（再掲）	12	44
	脳血管疾患	（再掲）	115	68
X	呼吸器系の疾患		76	497
	急性上気道感染症	（再掲）	1	196
	肺炎	（再掲）	28	6
	急性気管支炎及び急性細気管支炎	（再掲）	2	72
	気管支炎及び慢性閉塞性肺疾患	（再掲）	7	18
	喘息	（再掲）	3	96
XI	消化器系の疾患		52	1021
	う蝕	（再掲）	0	219
	歯肉炎及び歯周疾患	（再掲）	0	370
	胃潰瘍及び十二指腸潰瘍	（再掲）	3	16
	胃炎及び十二指腸炎	（再掲）	0	52
	肝疾患	（再掲）	6	21
XII	皮膚及び皮下組織の疾患		9	240
XIII	筋骨格系及び結合組織の疾患		56	692
	炎症性多発性関節障害	（再掲）	3	39
	関節症	（再掲）	13	161
	脊柱障害	（再掲）	19	331
	骨の密度及び構造の障害	（再掲）	2	47
XIV	腎尿路生殖器系の疾患		40	254
	糸球体疾患，腎尿細管間質性疾患及び腎不全	（再掲）	28	121
	前立腺肥大（症）	（再掲）	1	25
	乳房及び女性生殖器の疾患	（再掲）	2	72
XV	妊娠，分娩及び産じょく		14	12
	妊娠高血圧症候群	（再掲）	0	0
XVI	周産期に発生した病態		6	2
XVII	先天奇形，変形及び染色体異常		4	11
XVIII	症状，徴候及び異常臨床所見・異常検査所見で他に分類されないもの		11	62
XIX	損傷，中毒及びその他の外因の影響		109	236
	骨折	（再掲）	77	78
XXI	健康状態に影響を及ぼす要因及び保健サービスの利用		10	553
	歯の補てつ	（再掲）	0	231

厚生労働省「患者調査」2017 年

注）総数には，年齢不詳を含む．

F 人口統計に用いる比率

　以下に，人口統計に用いる比率の計算式を示す．なお，計算に用いる人口は日本人人口（10月1日現在）である．また，動態統計の場合，それぞれの件数は原則として年間件数である．

（1）出生率 $=\dfrac{出生数}{人口}\times 1,000$　　　→人口千対

（2）（粗）死亡率 $=\dfrac{死亡数}{人口}\times 1,000$　　　→人口千対

（3）婚姻率 $=\dfrac{婚姻届出件数}{人口}\times 1,000$　　　→人口千対

（4）離婚率 $=\dfrac{離婚届出件数}{人口}\times 1,000$　　　→人口千対

（5）死産率 $=\dfrac{死産数}{出産数（出生数＋死産数）}\times 1,000$　　　→出産千対

　死産は妊娠満12週以後の死児の出産を指す．

（6）乳児死亡率・新生児死亡率・早期新生児死亡率　　　→出生千対

$=\dfrac{乳児・新生児・早期新生児死亡数}{出生数}\times 1,000$

　乳児死亡は生後1年未満の死亡，新生児死亡は生後4週（28日）未満の死亡，早期新生児死亡は生後1週（7日）未満の死亡を指す．

（7）周産期死亡率

$=\dfrac{妊娠満22週以後の死産数＋早期新生児死亡数}{出産数（出生数＋妊娠満22週以後の死産数）}\times 1,000$　　　→出産千対

（8）妊娠満22週以後の死産率

$=\dfrac{妊娠満22週以後の死産数}{出産数（出生数＋妊娠満22週以後の死産数）}\times 1,000$　　　→出産千対

（9）合計特殊出生率（粗再生産率）

$$= \left\{ \frac{母の年齢別出生数}{同年齢の女性人口} \right\} その年次の 15 \sim 49 歳までの合計$$

合計特殊出生率は，15 〜 49 歳までの女性の年齢別出生率を合計したもので，1 人の女性が一生の間に生む子ども（男女含む）の数を表す.

（10）総再生産率

$$= \left\{ \frac{母の年齢別女児出生数}{同年齢の女性人口} \right\} その年次の 15 \sim 49 歳までの合計$$

合計特殊出生率の場合は生まれる子は男女両方含んでいたが，これを女児だけについて求めた指標である.

（11）純再生産率

$$= \left\{ \frac{母の年齢別女児出生数}{同年齢の女性人口} \times \frac{女性の生命表の同年齢の定常人口}{10 万人} \right\} その年次の 15 \sim 49 歳までの合計$$

純再生産率は，総再生産率にさらに母親の世代の死亡率を考慮に入れたときの平均女児数を表す.

（12）死因別死亡率 $= \dfrac{ある死因の死亡数}{人口} \times 100,000$　　→人口 10 万対

（13）妊産婦死亡率 $= \dfrac{妊産婦死亡数}{出生数＋死産数} \times 100,000$　　→人口 10 万対

国際比較では，分母を出生数とする場合もある.

（14）年齢（年齢階級）別死亡率

$$= \frac{ある年齢（年齢階級）の死亡数}{同年齢（年齢階級）の人口} \times 1,000（または 100,000）　→人口千対（人口 10 万対）$$

(15) 年齢調整死亡率

$$= \frac{\left\{ \begin{array}{c} \text{観察集団の} \\ \text{年齢階級別死亡率} \end{array} \times \begin{array}{c} \text{年齢階級別} \\ \text{基準人口} \end{array} \right\} \begin{array}{c} \text{の各年齢} \\ \text{階級の合計} \end{array}}{\text{基準人口}} \times 1,000 \quad \rightarrow \text{人口千対}$$
（または100,000）　　（人口10万対）

年齢構成が著しく異なる人口集団の間での死亡率や，特定の年齢層に偏在する死因別死亡率などについて，その年齢構成の差を取り除いて比較する場合に用いる．これを標準化死亡率という場合もある．基準人口には「昭和60年モデル人口」（表2-20）を用いている．

表2-20　基準人口（昭和60年モデル人口）

	基準人口		基準人口		基準人口
総数	120,287,000	30～34歳	9,130,000	65～69歳	4,511,000
0～ 4歳	8,180,000	35～39	9,289,000	70～74	3,476,000
5～ 9	8,338,000	40～44	9,400,000	75～79	2,441,000
10～14	8,497,000	45～49	8,651,000	80～84	1,406,000
15～19	8,655,000	50～54	7,616,000	85歳以上	784,00
20～24	8,814,000	55～59	6,581,000		
25～29	8,972,000	60～64	5,546,000		

(16) $\text{PMI} = \dfrac{50 \text{歳以上死亡数}}{\text{全死亡数}} \times 100 \quad \rightarrow \%$

（PMI：Proportional Mortality Indicator）

全死亡のうち50歳以上死亡の占める割合で，若年死亡が多いか，50歳を超える年齢の死亡が多いかにより，国あるいは地域の衛生状態を表すもので，特に発展途上国間の衛生状態の比較に便利である．なお，PMRということもある．

(17) $\text{受療率} = \dfrac{\begin{array}{c} \text{調査日（3日間のうち医療施設ごとに指定した1日間）に} \\ \text{医療施設で受療した推計患者数} \end{array}}{\text{人口}} \times 100,000 \quad \rightarrow \text{人口10万対}$

患者調査によって得られた結果を傷病別に入院受療率，外来受療率として表す．

(18) 総患者数＝入院患者数＋初診外来患者数＋再来外来患者数×平均診療間隔×調整係数（6/7）

(19) 受診率＝$\dfrac{\text{ある月（年間）の件数（診療報酬明細書の枚数）}}{\text{月末（年間平均）被保険者数}}$

主として社会保険関係の諸統計で用いられている.

(20) 罹患率（年間）＝$\dfrac{\text{1 年間の届出患者数}}{\text{人口}}$ × 100,000　　→人口 10 万対

(21) 有訴者率＝$\dfrac{\text{有訴者数}}{\text{世帯人員}}$ × 1,000　　→世帯人員千対

国民生活基礎調査によって得られた結果の一部を有訴者率として表す.
なお，有訴者とは，世帯員（入院者を除く）のうち，病気や怪我などで自覚症状のある者をいう.

(22) 通院者率＝$\dfrac{\text{通院者数}}{\text{世帯人員}}$ × 1,000　　→世帯人口千対

国民生活基礎調査によって得られた結果の一部を通院者率として表す.
なお，通院者とは，世帯員（同上）のうち，病院，診療所，介護保険施設，歯科診療所，病院の歯科，あんま・はり・きゅう・柔道整復師に通っている（調査日に通院しなくても，ここ 1 月ぐらい通院（通所）治療が継続している場合を含む）者をいう.

(23) 疾病・異常被患率＝$\dfrac{\text{疾病・異常該当者数}}{\text{健康診断受検者数}}$ × 100　　→ %

健康診断の結果などをまとめる学校保健調査によって得られた結果を疾病・異常被患率として表す.

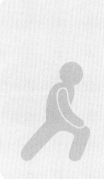

3 健康増進

A 健康増進のための３つの要素

健康増進に向けては，栄養・運動・休養の３つの要素からのアプローチがポイントとなり，その実施にあたっては自己責任の下，継続的に実践することが重要である．

1 わが国の健康増進対策のあゆみ

誰しも健康を保持して快適な生活を送ることを願い，疾病に罹患することなく健康寿命を延伸させることを望んでいるが，健康のリスクはいつの時代も変化しながら存在し，消滅することはない．現在の社会環境は人々の健康を維持・改善するうえでは必ずしも万全ではないことから，国は各種施策を実施して広く一般の健康増進や疾病予防を図ることとなる．

わが国では，急速な少子高齢化および疾病構造の変化によって，がん，循環器疾患，糖尿病などの生活習慣病が増加している．このような社会情勢を踏まえ，厚生労働省（旧厚生省）はこれまで「健康づくりのための食生活指針（1985（昭60）年）」，「健康づくりのための休養指針（1994（平6）年）」，「健康づくりのための運動指針（2006（平18）年）」，「健康づくりのための睡眠指針（2014（平26）年）」などの施策を作成し発表してきた．健康で生きがいある人生を送るためには，食物や栄養に偏りのない食生活，適度な運動，休養と睡眠，禁煙，過度の飲酒の節制など正しい生活行動が大切であり，健康的なライフスタイルを習慣化し，リスクを回避することが極めて重要となる（図3-1）．

Q 健康増進のための３つの要素は何か？

A 栄養・運動・休養

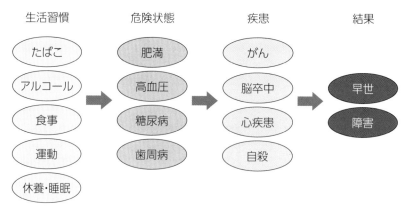

生活習慣　　　　　危険状態　　　　　疾患　　　　　結果

たばこ　　　　　肥満　　　　　がん　　　　　早世
アルコール　　　高血圧　　　　脳卒中
食事　　　　　　糖尿病　　　　心疾患　　　　障害
運動　　　　　　歯周病　　　　自殺
休養・睡眠

図 3-1　早世，障害につながる危険因子
厚生労働省ホームページより一部改変

② 健康増進法

　国民の健康増進や疾病予防を積極的に推進するために，国はさまざまな環境整備を実施してきた．2000（平 12）年より「21 世紀における国民健康づくり運動（健康日本 21）」が開始され，2001（平 13）年には健康寿命の延伸・生活の質の向上を目指して「医療制度改革大綱」が策定された．これらを受けて，健康日本 21 を推進するための法的基盤として「健康増進法」が 2003（平 15）年に施行された．

　健康増進法は，生活習慣病を防ぐための栄養改善，運動や飲酒，喫煙などの生活習慣の改善を通じて国民の健康増進を図ることをねらいとしている．その基本方針は，健康増進の総合的な推進にかかわる基本的な事項を定めること，健康診査の実践に関すること，国民の健康・栄養調査に関すること，健康増進実施者間における連携・協力に関する事項などが掲げられている．一方，国民の責務として，生涯にわたって自らの健康状態を自覚し，健康の増進に努めなければならないと記されている．

　2018（平 30）年には健康増進法の一部を改正する法律が成立した．いわゆる「改正健康増進法」である．同法は 2020（令 2）年度より全面施行され，その目的は「望まない受動喫煙を防止すること」であり，受動喫煙防止対策の厳格化が図られることとなった．なお，受動喫煙とは「人が他人の喫煙によりタバコから発生した煙にさらされること」を指す．違反者には，罰則の適用（過料）が課せられることがあり，過料の金額については地方裁判所の裁判手続きにより決定される．

表 3-1　食生活指針

①食事を楽しみましょう．
②1 日の食事のリズムから，健やかな生活リズムを．
③適度な運動とバランスのよい食事で，適正体重の維持を．
④主食，主菜，副菜を基本に，食事のバランスを．
⑤ごはんなどの穀類をしっかりと．
⑥野菜・果物，牛乳・乳製品，豆類，魚なども組み合わせて．
⑦食塩は控えめに，脂肪は質と量を考えて．
⑧日本の食文化や地域の産物を活かし，郷土の味の継承を．
⑨食料資源を大切に，無駄や廃棄の少ない食生活を．
⑩「食」に関する理解を深め，食生活を見直してみましょう．

「国民衛生の動向」2016 年

3 栄養・食生活

a. 栄養改善のあゆみ

　国民の栄養改善を目的として 1952（昭 27）年に「栄養改善法」が制定され，国民栄養調査と栄養指導の実施が規定された．1970（昭 45）年には「日本人の栄養所要量」が公表され，2004（平 16）年までに 6 回にわたって改定された．また，厚生省（当時）は，栄養の専門家でなくても食生活を組み立てる際に活用できる「健康づくりのための食生活指針」を 1985（昭 60）年に策定した．この指針は，2000（平 12）年に文部省，厚生省，農林水産省（当時）の連携により，一人ひとりの健康増進，生活の質の向上，食料の安定供給の確保などを図ることを目的に「食生活指針」（表 3-1）として策定された．また，「健康日本 21」においては，「適正な栄養素の摂取」，「適正な栄養素摂取のための行動変容」，「個人の行動変容に係わる環境づくり」に関する具体的な目標が定められた．

　2003（平 15）年には，栄養改善法が廃止され，健康増進法が施行された．この法律の下，栄養改善を含めた国民の健康増進を図ることを目的として「日本人の食事摂取基準（2005 年版）」がまとめられた．

b. 食事摂取基準

　食事摂取基準は，健康な個人または集団を対象として，国民の健康の維持・増進，エネルギー・栄養素欠乏症の予防，生活習慣病の予防，過剰摂取による健康障害の予防を目的としており，エネルギーおよび各栄養素の摂取量の基準を示すものである．保健所，保健センター，民間健康増進施設などにおいて，生活習慣病予防のために

Q 2016（平 28）年の「食生活指針」の策定をしたのはどこか？

A 文部科学省，厚生労働省，農林水産省

実施される栄養指導，学校や事業所などの給食提供にあたっての基礎的な指標となるものでもある．

「日本人の食事摂取基準」は，国民の健康の保持・増進を図るうえで摂取することが望ましいエネルギーおよび栄養素の量の基準を厚生労働大臣が定めるもので，5年ごとに改定を行っている．2020（令2）年度からは「日本人の食事摂取基準（2020年版）」が使用され，使用期間は2024（令6）年度までの5年間である．2015年版では，健康の保持増進，生活習慣病の発生予防および重症化予防が策定の基本方針として挙げられていたが，2020年版は高齢者の低栄養予防やフレイル予防も視野に入れて策定された．具体的には，50歳以上について細かな年齢区分による摂取基準が設定されている．また，高齢者のフレイル予防の観点から総エネルギー量に占めるべきたんぱく質由来エネルギー量の割合（%エネルギー）について，65歳以上の目標量の下限が13%エネルギーから15%エネルギーに引き上げられた．加えて，食事摂取基準を利用する専門職などの理解の一助となるよう，目標量のエビデンスレベルが対象栄養素ごとに設定された．

④ 運動・身体活動

生涯を通じた健康づくりのための運動について，厚生省（当時）により，1988（昭63）年から栄養，運動，休養のバランスのとれた健康的な生活習慣を確立するため，第二次国民健康づくり対策「アクティブ80ヘルスプラン」が策定され，各種の施策が推進された．日常生活のなかに運動習慣を定着させるため，中高年の生活習慣病の予防を目的に，1989（平元）年に「健康づくりのための運動所要量」，1993（平5）年に「健康づくりのための運動指針」，2006（平18）年に「健康づくりのための運動指針2006」が示された．2013（平25）年には，当時の最新の科学的知見に基づき「健康づくりのための身体活動基準2013」（表3-2）が策定された．加えて，新しい身体活動基準の下，基準を達成するための実践の手立てとして「アクティブガイド」が国民向けの指針として示された．アクティブガイドは「+10（プラステン）：今より10分多く体を動かそう」をメインメッセージとし，身体活動を増やし運動習慣を確立するための気づきの工夫を促す情報提供ツールである．

表3-2　健康づくりのための身体活動基準2013（概要）

血糖・血圧・脂質に関する状況		身体活動（生活活動・運動）1)		運動		体力（うち全身持久力）
健診結果が基準範囲内	65歳以上	強度を問わず，身体活動を毎日40分（＝10メッツ・時/週）	今より少しでも増やす（例えば10分多く歩く）4)	—	運動習慣をもつようにする（30分以上・週2日以上）4)	—
	18～64歳	3メッツ以上の強度の身体活動2)を毎日60分（＝23メッツ・時/週）		3メッツ以上の強度の運動3)を毎週60分（＝4メッツ・時/週）		性・年代別に示した強度での運動を約3分間継続可能
	18歳未満					
血糖・血圧・脂質のいずれかが保健指導レベルの者		医療機関にかかっておらず，「身体活動のリスクに関するスクリーニングシート」でリスクがないことを確認できれば，対象者が運動開始前・実施中に自ら体調確認ができるよう支援した上で，保健指導の一環としての運動指導を積極的に行う				
リスク重複者又はすぐ受診を要する者		生活習慣病患者が積極的に運動をする際には，安全面での配慮がより特に重要になるので，まずかかりつけの医師に相談する				

厚生労働省　2013年

1) 「身体活動」は，「生活活動」と「運動」に分けられる．このうち，生活活動とは，日常生活における労働，家事，通勤・通学などの身体活動を指す．また，運動とは，スポーツ等の，特に体力の維持・向上を目的として計画的・意図的に実施し，継続性のある身体活動を指す．
2) 「3メッツ以上の強度の身体活動」とは，歩行又はそれと同等以上の身体活動．
3) 「3メッツ以上の強度の運動」とは，息が弾み汗をかく程度の運動．
4) 年齢別の基準とは別に，世代共通の方向性として示したもの．

5 休養と睡眠 ･･････････････････････････････

　疲労を過度に蓄積することなく心身の健康を保つためには，適切な「休養」をとることが重要である．休養の「休」は，労働や生活活動などによって生じた心身の疲労を解消して，元の活力ある状態に戻すことを指す．特に睡眠は「休」の大事な要素である．一方，「養」は，適度な運動や趣味の活動などで心身をリフレッシュし，明日に向かって英気を養うことを指す．「休む」ことと「養う」ことの両方のバランスを上手く組み合わせることで，生活の質が向上すると考えられることから，健康の保持増進には十分な睡眠と規則正しい生活が重要となる．厚生省（当時）は，1994（平6）年に「健康づくりのための休養指針」，2003（平15）年には「健康づくりのための睡眠指針～快適な睡眠のための7箇条～」を提示した．2013（平25）年の「健康日本21（第二次）」開始に伴い，2014年には新たな科学的知見を考慮し，12条からなる「健康づくりのための睡眠指針2014～睡眠12箇条～」（表3-3）が策定された．指針改定の方向性としては，科学的根拠に基づいた指針であること，ライフステージ・ライフスタイル別に記載すること，生活習慣病・心の健康に関する記載を充実させること，とされている．

表3-3　健康づくりのための睡眠指針 2014

第 1 条　良い睡眠で，からだもこころも健康に
第 2 条　適度な運動，しっかり朝食，ねむりとめざめのメリハリを
第 3 条　良い睡眠は，生活習慣病予防につながります
第 4 条　睡眠による休養感は，こころの健康に重要です
第 5 条　年齢や季節に応じて，ひるまの眠気で困らない程度の睡眠を
第 6 条　良い睡眠のためには，環境づくりも重要です
第 7 条　若年世代は夜更かし避けて，体内時計のリズムを保つ
第 8 条　勤労世代の疲労回復・能率アップに，毎日十分な睡眠を
第 9 条　熟年世代は朝晩メリハリ，ひるまに適度な運動で良い睡眠
第 10 条　眠くなってから寝床に入り，起きる時刻は遅らせない
第 11 条　いつもと違う睡眠には，要注意
第 12 条　眠れない，その苦しみをかかえずに，専門家に相談を

　この指針では，睡眠について正しい知識を身につけ，定期的に自らの睡眠を見直して，適切な量の睡眠の確保，睡眠の質の改善，睡眠障害への早期からの対応によって，事故の防止とともに，からだとこころの健康づくりを目指しています．

厚生労働省　2014 年

B 健康づくりのための施策

1 健康づくりの施策

a. 第一次国民健康づくり対策

　わが国では，長寿社会の到来に備え，1978（昭 53）年からスタートした「第一次国民健康づくり対策」において，生涯を通じた健康づくりの推進のため，老人保健事業の実施や市町村保健センターの整備促進などの事業が実施された．

b. 第二次国民健康づくり対策（アクティブ 80 ヘルスプラン）

　1988（昭 63）年から「第二次国民健康づくり対策（アクティブ 80 ヘルスプラン）」が実施され，生活習慣の改善による疾病予防・健康増進の考え方の下に，健康増進のための施設整備，および健康運動指導士や健康運動実践指導者などの人材養成が図られた．

c. 21 世紀における国民健康づくり運動（健康日本 21）
1）健康日本 21

　厚生省（当時）は，2000（平 12）年に，第三次国民健康づくり対策として，がん，心臓病，脳卒中，糖尿病などの生活習慣病やその原因となる不健康な生活習慣の改善に関する課題を選定した．それらの課題について 2010（平 22）年度までをめどとした目標を提示する「21 世紀における国民健康づくり運動（健康日本

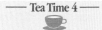

21)」（表 3-4）が策定された．この施策は，行政のみならず，広く国民の健康づくりを支援する民間団体などの積極的な参加と協力を得ながら，国民が主体的に取り組める健康づくり運動を総合的に推進しようとするものであった．

2）健康日本 21（第二次）

これまでの 3 回にわたる健康増進対策の成果や課題を踏まえ，2012（平 24）年に第四次国民健康づくり対策として，21 世紀における第二次国民健康づくり運動「健康日本 21（第二次）」（2013 〜 2022（平 25 〜令 4 年度））が策定された．生活習慣病の予防やこころの健康など 5 分野 53 項目の目標が設定され，健康寿命の延伸と健康格差の縮小などが目標として盛り込まれた．健康日本 21（第二次）における，国民の健康増進の推進に関する基本的な方向は，以下のとおりである（表 3-5）．
①健康寿命の延伸と健康格差の縮小
②生活習慣病の発症予防と重症化予防の徹底
③社会生活を営むために必要な機能の維持および向上
④健康を支え，守るための社会環境の整備
⑤生活習慣および社会環境の改善

d. エンゼルプラン

1947（昭 22）年に児童福祉法が制定，翌年には母子衛生対策要綱が決定され，各種の保健と福祉政策が実施されてきた．1965（昭 40）年には母子保健法が制定され，それまでの児童と妊産婦を対象とする母子保健から対象を広げて，妊産婦になる前段階の女性の健康管理を含めた一貫した総合的な母子保健対策として推進す

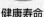

--- Tea Time 5 ---

健康寿命

元気で活動的に過ごせる人生の長さをいい，平均寿命から病気や怪我の期間をさし引いて算出する．

--- Tea Time 6 ---

健康格差

所得や学歴といった個人の社会背景，あるいは地域や社会経済状況などの違いによって健康状態に差異が生じること．

表 3-4 「健康日本 21」の構成

総論	各論
はじめに	1. 栄養・食生活
第 1 章　我が国の健康水準	2. 身体活動・運動
第 2 章　健康増進施策の世界的潮流	3. 休養・こころの健康づくり
第 3 章　基本戦略	4. たばこ
第 4 章　目標の設定と評価の基準	5. アルコール
第 5 章　現状分析	6. 歯の健康
第 6 章　人生の各段階の課題	7. 糖尿病
第 7 章　環境整備とその実施主体の役割	8. 循環器病
第 8 章　行政機関の役割／地方計画	（高血圧，高脂血症，脳卒中，虚血性心疾患）
第 9 章　健康情報システムの確立	9. がん
参考資料	＊「事故」「母子保健」等を追加する予定

「国民衛生の動向」2005 年

ることになった．しかし，少子化，核家族化，女性の社会進出など，子どもを取り巻く環境は大きく変化してきた．このため，1994（平6）年に文部省，厚生省，労働省，建設省（当時）の4大臣の合意により「今後の子育て支援のための施策の基本的方向について（**エンゼルプラン**）」が策定され，これは国や地方公共団体をはじめ，

表3-5 「健康日本21」第一次のまとめと第二次の概要

健康日本21の概要		⑴ 21世紀における国民全体の健康増進のための提言 ⑵ 2000年に第一次，2011年に第二次が公表 ⑶ 健康実現のためのステップアップ 　①客観的な指標を用いて健康水準を正しく認識 　②生活習慣病の予防・改善を狙いとして，10年間の目標を設定 　③目標達成に向けて，基本戦略と具体的な施策のあり方を提言
第一次	最終評価の結果	9分野80項目のうち再掲1項目を除く59項目の評価<table><tr><th>評価</th><th>項目</th><th>割合（%）</th></tr><tr><td>A．目標値に達した</td><td>10</td><td>16.9</td></tr><tr><td>B．目標値に達していないが改善傾向にある</td><td>25</td><td>42.4</td></tr><tr><td>C．変わらない</td><td>14</td><td>23.7</td></tr><tr><td>D．悪化している</td><td>9</td><td>15.3</td></tr><tr><td>E．評価困難</td><td>1</td><td>1.7</td></tr></table>
第二次	基本的な方向	⑴ 健康寿命の延伸と健康格差の縮小 　高齢化の進展と疾病構造の変化を踏まえ，生活習慣病および社会生活を営むための機能の維持・向上により，健康寿命（日常生活に制限のない期間）を延伸し健康格差（地域や社会経済状況の違いによる集団における健康状態の差）を縮小． ⑵ 生活習慣病の発症予防と重症化予防の徹底 　食生活の改善および運動主観の定着などの一次予防と発症後の重症化予防に重点をおいた生活習慣病予防対策を推進（主たるターゲット：がん，循環器疾患，慢性閉塞性肺疾患）． ⑶ 社会生活を営むために必要な機能の維持及び向上 　乳幼児期から高齢期までのライフステージに応じた心身機能の維持・向上により，生活習慣病の予防及び発症の高年齢シフトを目指すための生活習慣形成，ならびに心の健康づくりを推進． ⑷ 健康を支え，守るための社会環境の整備 　社会生活として個人の健康を支える環境づくりに努め，行政，企業，民間団体の積極的な参加協力による総合的な健康づくり支援環境を整備． ⑸ 生活習慣および社会環境の改善 　栄養・食生活，身体活動・運動，休養，飲酒，喫煙，および歯・口腔の健康を取り上げ，生活習慣病の予防，社会生活機能の維持・向上，生活の質の向上の観点から各生活習慣病の改善を図るとともに社会環境を改善．
	国民の健康増進の目標に関する事項	⑴ 10年間を目途とした全国規模の目標設定を行い，主要目標は継続的に数値の推移などの実態を把握 ⑵ 中間評価（5年後），最終評価（10年後）を行い，目的を達成するための諸活動の成果を評価

柳川洋，中村好一編：公衆衛生マニュアル2020．南山堂．p139．2020 より参考．

職場や地域社会も含めた社会全体で子育てを支援することをねらいとした計画であった.

e. 新エンゼルプラン

1999（平 11）年に少子化対策推進関係閣僚会議において「少子化対策推進基本方針」が決定された. 少子化対策の趣旨は, 子育てにまつわるさまざまな負担感を緩和・除去し, 安心して子育てができるような環境整備を進め, 家庭や子育てに夢や希望を持つことができるような社会にすることであった. 同年には「重点的に推進すべき少子化対策の具体的実施計画について（新エンゼルプラン）」が, 大蔵省, 文部省, 厚生省, 労働省, 建設省, 自治省（当時）6 大臣合意によって策定された. 新エンゼルプランは, 従来のエンゼルプランと緊急保育対策等 5 か年事業を見直したもので, 2000（平 12）年度を初年度として 2004（平 16）年度までの計画であった.

f. 21 世紀の母子保健（健やか親子 21）

母子保健は生涯を通じた健康の出発点であり, 次世代を健やかに育てるための基盤となる.

1）「健やか親子 21」

「健やか親子 21」は, これまでの母子保健の取り組みの成果を踏まえ, 残された課題と新たな課題を整理し, それぞれの課題についての取り組みの目標を設定し, 関係者, 関係機関・団体が一体となって推進する国民運動計画として 2000（平 12）年に制定された.

この施策は, 安心して子どもを産み, ゆとりをもって健やかに育てるための家庭や地域の環境づくりなどの少子化対策に加え, 少子・高齢社会において, 国民が健康で明るく元気に生活できる社会の実現を図るための国民運動計画であった.

2）「健やか親子 21（第 2 次）」

「健やか親子 21」は, 当初 2001 ～ 2010（平 13 ～平 22）年までの 10 年間の母子保健の国民運動計画であったが, 中間評価を踏まえ 2014（平 26）年まで計画期間が延長された. その後, 最終評価報告書で示された課題や提言をもとに, すべての子どもが健やかに育つ社会を目指して,「健やか親子 21（第 2 次）」（2015 ～ 2024（平 27 ～令 6）年度）が策定された（図 3-2）.

健やか親子 21（第 2 次）では, 10 年後の目指す姿を「すべての子どもが育つ社会」として, すべての国民が地域や家庭環境の違

いにかかわらず，同じ水準の母子保健サービスが受けられることを目指している．「健やか親子21」で掲げた課題を見直し，現在の母子保健を取り巻く状況を踏まえて，3つの基盤課題「切れ目のない妊産婦・乳幼児への保健対策」，「学童期・思春期から青年期に向けた保健対策」，「子どもの健やかな成長を見守り育む地域づくり」と，2つの重点課題「育てにくさを感じる親に寄り添う支援」，「妊娠期からの児童虐待防止対策」が掲げられている．

g. ゴールドプラン

1) 高齢者保健福祉政策のあゆみ

65歳以上の高齢者人口の総人口に占める割合で，7％以上が高齢化社会，14％以上が高齢社会，21％以上が超高齢社会と呼ばれる．わが国の高齢化は世界に類をみない速さで進展しており，1970（昭45）年に高齢化社会，1994（平6）年に高齢社会，2007（平19）年に超高齢社会になった．

高齢者保健福祉施策として，1989（平元）年「高齢者保健福祉推進十カ年戦略（ゴールドプラン）」が策定された．ゴールドプランの中心的な内容は，1999（平11）年度までの高齢者保健福祉サービスの整備に関して数値目標を掲げ，寝たきり老人ゼロ作戦を提唱するとともに，在宅福祉サービス機関とマンパワーの整備をすることであった．

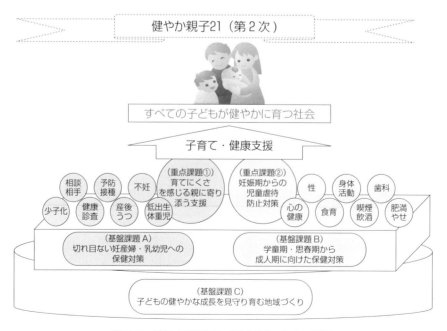

図3-2　健やか親子21（第2次）イメージ図

2)「新・高齢者保健福祉推進十カ年戦略（新ゴールドプラン）」

　高齢者介護対策のいっそうの充実を図り，「ゴールドプラン」を全面的に見直し，1994（平6）年に「新・高齢者保健福祉推進十カ年戦略（新ゴールドプラン）」が示された．

　「新ゴールドプラン」では，すべての高齢者が心身の障害を持つ場合でも尊厳を保ち，自立して高齢期を過ごすことができるように，介護サービスを必要とする人は，誰でも自由に必要なサービスを身近に手に入れることのできる体制を整備することとされた．

3)「今後5か年間の高齢者保護福祉施策の方向（ゴールドプラン21)」

　「新ゴールドプラン」に続き，「ゴールドプラン21」（2000～2004（平12～16)年度)が策定された．ゴールドプラン21は，介護サービスの基盤の整備，介護予防，生活支援などを地域において推進し，高齢者の尊厳の確保および自立支援を図り，できる限り多くの高齢者が健康で生きがいを持って社会参加できる社会をつくっていこうとするものであった．

　「ゴールドプラン21」終了後，高齢者の保健福祉政策は「健康日本21」に統合されることとなる．

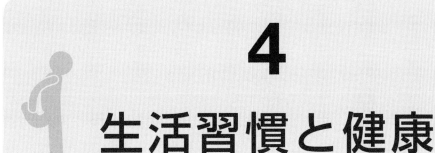

4 生活習慣と健康

A 栄養・食生活

① 栄養食生活の現状

生活習慣病と日々の食生活は密接に関係する．食生活に注意を払うことは，生活習慣病を予防・改善し，病気の重症化を抑えることにもつながり，健やかな毎日のためにとても重要となる．しかし，先進諸国では食物が豊富にあるにもかかわらず，栄養の偏り，もしくは特定の栄養素が足りないアンバランスな食生活が問題視されている．日本においては，カルシウム摂取量の低下，脂肪エネルギー比率の増加，外食の増加，加工調理食品・インスタント食品の利用頻度の増加などが問題となっている．一方，成人のみならず小児の生活習慣病予備群の増加も今日的課題であり，すべての年代において食生活の見直しと改善が必要である．

幼年期・学童期は身体の成長が著しい時期であり，バランスのとれた食習慣の確立が大切である．

思春期はダイエット志向が高まる時期であり，肥満に加えてやせすぎにも留意し，健康を考えたうえでの正しい食生活を心がける必要がある．

中高年期は，ビタミン，ミネラル，食物繊維の不足や糖質や脂質の摂取過剰による肥満が課題である．

高齢期は加齢に伴う咀しゃく能力や消化器官の機能の低下により，低栄養状態に陥りやすいなどの問題がある．

② 食事バランスガイド

健康で豊かな食生活の実現を目的として 2000（平 12）年に

文部省，厚生省（当時），農林水産省が連携して「食生活指針」が策定された．また，その内容を具体的な行動に結びつけるものとして，2005（平17）年には厚生労働省と農林水産省の合同で「食事バランスガイド」が作成された．

食事バランスガイドでは，1日に，「何を」，「どれだけ」食べたらよいかがコマをイメージしたイラストで示されている（図4-1）．コマの形で示すことにより，食事のバランスが悪くなると倒れてしまうこと，コマは回転（＝運動）することにより初めてバランスが確保できることから，食事と運動の両方が大切であるというメッセージが込められている．また，水分も1日の食事のなかで欠かせない主要な構成要素という意味からコマの軸として描かれている．菓子・嗜好飲料は「楽しく適度に」という意味合いでコマのヒモとして表現されている．また，主食，副菜，主菜，牛乳・乳製品，果物の5つの料理区分を，「どれだけ」食べたらよいかは「…つ（SV）」という単位で示されている．これは「1つ」「2つ」と指折り数えやすい「…つ」と，1回あたりに提供される食事の標準的な量である「サービング（SV）」という単位が組み合わされたものである．1日の食事の適量（どれだけ食べたらよいか）は性別，年齢，身体活動量などによって異なるが，成人（身体活動レベルが「ふつう以上」の成人女性や身体活動レベルが「低い」成人男性）の場合，主食は5～7つ(SV)，副菜は5～6つ(SV)，主菜は3～5つ(SV)，

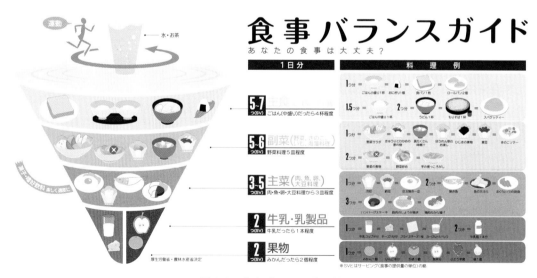

図4-1　食事バランスガイド
農林水産省「食事バランスガイド」

牛乳・乳製品2つ（SV），果物2つ（SV）が1日の目安となる（エネルギー必要量2,200～2,400kcalに相当）．各料理区分の「…つ（SV）」の量的な基準は，主材料の栄養素量や重量に基づいている．

③ 食育基本法

21世紀に入り，国民運動として，食育の重要性が指摘されるようになる．食育について農林水産省では，「生きる上での基本であって，知育・徳育・体育の基礎となるものであり，さまざまな経験を通じて食に関する知識と食を選択する力を習得し，健全な食生活を実現することができる人間を育てること」と表している．食の安全性に対する関心の高まりや食の乱れが社会問題化していることを背景に，子どもの食育の重要性を考慮して，内閣府所管で「**食育基本法**」が2005（平17）年に公布された．

近年，小児の生活習慣病の増加が指摘されており，主な要因に欧米化した食生活，食環境の変化，食の乱れがある．子どもが豊かな人間性をはぐくみ，生きる力を身につけていくためには適切な食習慣が大変重要になることから，食育に向けた積極的な取り組みが国，自治体，民間に求められている．2005（平17）年からは学校で食育を担う栄養教諭制度が開始された．本制度は，子どもの肥満，欠食，孤食，偏食，過食などを背景に急速に進む食の乱れに対応し，家庭や学校での食生活を改善して国民の健康増進を図ることを目的としている．食育基本法は2015（平27）年に改正され，食育推進業務は内閣府から農林水産省へ移管した．

2016～2020（平28～令2）年度の5年間を期間とした「第3次食育推進基本計画」では，①若い世代を中心とした食育の推進，②多様な暮らしに対応した食育の推進，③健康寿命の延伸につながる食育の推進，④食の循環や環境を意識した食育の推進，⑤食文化の伝承に向けた食育の推進，の5つの「重点課題」が設定された．

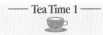

—— Tea Time 1 ——

栄養教諭制度
栄養教諭を中心として食に関する指導を体系的・継続的に行う制度．

B 運動・身体活動

① 運動・身体活動の捉え方

「運動」と「身体活動」は同義に解釈されることも多いが，この2つの用語には各々定義がなされている．厚生労働省が発表した「健康づくりのための運動基準2006～身体活動・運動・体力～」では，

運動は「体力（スポーツ競技に関連する体力と健康に関連する体力を含む）の維持向上を目的として計画的・意図的に実施する身体活動」と定義されている．一方，身体活動は「骨格筋の収縮を伴い，安静時よりも多くのエネルギー消費を伴う身体の状態」と定義されている．概念的には，身体活動のなかに運動が含まれることとなる．

a. 運動強度

運動強度は，「1分間に身体に取り込まれる酸素の量」によって評価される．ただし，同じ運動を行っても体重の重い人は軽い人に比べて多くのエネルギーを必要とする．一般的には「体重1 kgあたり，1分間に身体に取り込まれる酸素の量」を運動の強さの指標とし，メッツ（MET：metabolic equivalent）という単位が使われる．

メッツとは，安静時の酸素摂取量 3.5 mL / kg / 分を1（1MET）とし，その何倍のエネルギーを消費できたかで運動・身体活動の負荷強度（運動強度）を示す単位である．通常は METs（複数形）で表され，1.5〜3 METs 未満を低強度，3〜6 METs 未満を中等度，6 METs 以上を高強度とされている．さらに近年では，1.5 METs 未満の覚醒行動を「座位行動」と定義し，健康との関係について検討が進められている．座位行動は，これまで身体活動の促進に関する研究で頻繁に用いられてきた「不活動（inactivity）」とは別の概念として取り扱われている．

b. 運動・身体活動の効用

運動・身体活動がさまざまな健康効果をもたらすことは今日では広く知られている．身体活動量が多い人や，運動をよく行っている人は，総死亡，虚血性心疾患，高血圧，糖尿病，肥満，骨粗鬆症，結腸がんなどの罹患率や死亡率が低いことが明らかになっており，身体的健康面への効果は大きい．生活習慣病の予防効果は，身体活動量の増加に従って上昇するが，10分程度の歩行を1日に数回行う程度でも健康上の効果が期待できる．家事や通勤のための歩行などの日常生活活動，趣味・レジャー活動，運動・スポーツなどさまざまな身体活動が健康に欠かせないものと考えられるようになっている．他方，身体活動や運動が，メンタルヘルス，睡眠，および生活の質（QOL）の改善に効果をもたらす知見も報告されている．運動をすることで，脳のストレスへの反応が弱まり不安を感じにくくなることや高齢期の認知機能の低下防止が確認されている．また，ストレッチングなどの低強度での運動でもストレス緩和に有効との報告もあり，精神的健康面への運動・身体活動の効果も明らかにさ

れつつある．

c． 世界規模での身体活動促進の動向

身体活動はすべての年齢層で重要であり，さまざまな日常のシーンに組み込まれるべきものである．しかし，2010（平22）年以降の利用可能な国際比較推定値によれば，成人の23％および青少年（11～17歳）の81％が健康のための身体活動に関するWHOの推奨レベルに満たないと報告されている．

これらの状況を踏まえ，WHOは2018（平30）年に「身体活動に関する世界行動計画（Global Action Plan on Physical Activity 2018-2030：GAPPA）」を策定した．GAPPAでは，身体不活動者を2025年までに10％削減，2030年までに15％削減することを目的に，4つの行動目標（アクティブな社会の創造，アクティブな環境の創造，アクティブな人々をはぐくむ，アクティブなシステムの創造）が提案されている．これらは国連が掲げた2030年までに達成すべき「持続可能な開発目標（Sustainable Development Goals：SDGs）」とも相互連携しており，健康分野のみならず，都市計画・交通・学術研究機関などが協力し，社会システムとして実行していく必要があることが強調されている．

d． 運動・身体活動不足の弊害

国民栄養調査では運動習慣者を「週2回以上，1回30分以上，1年以上，運動をしている者」としている．2010（平22）年度の調査で20～64歳の男性では26.3％，女性では22.9％であった．健康日本21（第二次）では，最終年度（2022（令4）年度）に男性で36％，女性で33％にする目標が設定されている．

運動・身体活動不足は，耐糖能異常，脂質異常，高血圧，肥満などの生活習慣病の発症リスクを増加させ，がんの発症リスクやがんによる死亡率を高くする要因の一つとなっている．近年では，テレビ視聴，パソコン，スマートフォンなどでの座位行動の時間が長いと，休日や余暇時間に運動に取り組んでいてもその悪影響を相殺できないと考えられている．米国糖尿病学会（American Diabetes Association：ADA）の「糖尿病ガイドライン2016」では，座ったまま過ごす時間が30分以上続いた場合は簡単な運動やストレッチを3分間以上行うことを推奨している．

② 健康のための運動処方 ・・・・・・・・・・・・・・・・・・・・・

健康維持増進のための運動は，**トレーニングの原理・原則**（表4

表 4-1　トレーニングの原理・原則

3つの原理	
①過負荷の原理	機能を高めるために現状のレベルよりも強め（過度）の負荷をかけること
②特異性の原理	トレーニング方法の種類によって鍛えられる機能が決まること
③可逆性の原理	トレーニングによる効果が得られても，トレーニングを止めると元の水準に戻ること
5つの原則	
①漸進性の原則	機能を高めるために，負荷レベルを徐々にゆっくりと増加させていくこと
②継続性の原則	機能を高めるために，トレーニングを継続して繰り返し行うこと
③意識性の原則	トレーニングの目的と方法をよく理解して実践すること
④個別性の原則	個人差（性・年齢・体力水準など）に応じてトレーニング内容を決めること
⑤全面性の原則	さまざまな体力要素をなるべく全体的に底上げしていくこと

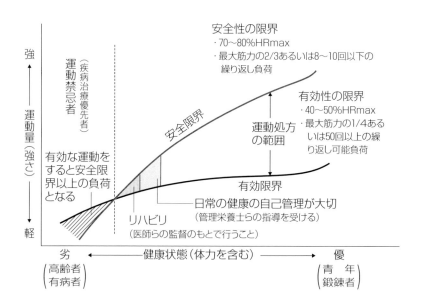

図 4-2　有効限界と安全限界

健康づくりのための運動ハンドブック．p.54，第一出版，1987 を参考に作図

-1）に沿って運動強度が**有効限界**以上，**安全限界**以下の範囲内で（図
4-2）処方することが望まれる．有効限界以下の運動ではトレーニ

ングの効果が得られず，安全限界以上の運動は身体を痛める危険性
がある．健康づくりの際には，有酸素運動が用いられることが多く，
その安全限界は本人の最大運動能力（最高心拍数，最大酸素摂取量
など）の80％以下，有効限界は約40％以上とされている．

Q 健康のための運動処方は？

A 有効限界以上，安全限界以下で実施する．

3 運動の種類

運動は有酸素運動，無酸素運動，ストレッチングの3種類に大
別される．

有酸素運動は，エネルギー消費量が大きく，長時間の運動が可能
となる．血圧が上がりにくく，怪我や事故のリスクも低く，比較的
安全に実施することができる．

無酸素運動は，主に筋肉内のグリコーゲンをエネルギー源として
酸素を使わずエネルギーを産生する．レジスタンストレーニング（筋
力トレーニング）を適切に実施すると，高齢者であっても筋力は増
加する．

ストレッチングは，四肢や体幹を伸ばしたり，曲げたり，捻った
りと，動かしながら筋肉を伸ばす動的ストレッチングと，反動をつ
けずに緩やかな動きで実施する静的ストレッチングがある．筋肉痛
の予防には運動後に静的ストレッチングを行うことが望ましい．

4 体力の分類

体力は，「運動をするための体力（行動体力）」と「健康に生活す
るための体力（防衛体力）」とに分けることができる．

行動体力は，身体を動かすために必要な基本的な身体的能力のこ
とを指し，筋力，調整力，瞬発力，持久力があり，体格や姿勢といっ
た形態的要素は行動体力に分類される．

防衛体力は行動体力に対して用いられる概念である．生体には外
部環境が変化しても内部環境を常に一定に維持しようとする能力
（ホメオスタシス：恒常性），外界からの刺激に対する適応能力，さ
まざまな病原体に対する抵抗力などが備わっている．

体力には身体面に加えて精神面も含まれる．猪飼の「体力の構成」
では，身体的要素と精神的要素に分類し，さらにそれぞれが行動体
力と防衛体力に分類されている（図4-3）．

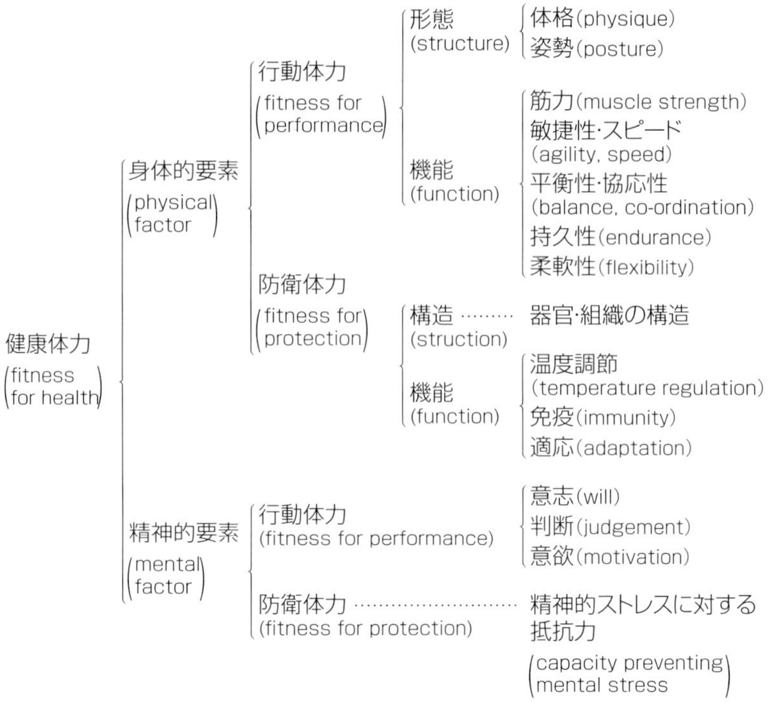

健康体力
(fitness for health)

身体的要素 (physical factor)
　行動体力 (fitness for performance)
　　形態 (structure)
　　　体格 (physique)
　　　姿勢 (posture)
　　機能 (function)
　　　筋力 (muscle strength)
　　　敏捷性・スピード (agility, speed)
　　　平衡性・協応性 (balance, co-ordination)
　　　持久性 (endurance)
　　　柔軟性 (flexibility)
　防衛体力 (fitness for protection)
　　構造 (struction) ……… 器官・組織の構造
　　機能 (function)
　　　温度調節 (temperature regulation)
　　　免疫 (immunity)
　　　適応 (adaptation)

精神的要素 (mental factor)
　行動体力 (fitness for performance)
　　意志 (will)
　　判断 (judgement)
　　意欲 (motivation)
　防衛体力 (fitness for protection) ……………… 精神的ストレスに対する抵抗力 (capacity preventing mental stress)

図4-3　体力の分類

C 休　養

1 休養と睡眠

a. 休　養

　休養は疲労を回復するためにとるものであるが，疲労には身体的な疲労と精神的な疲労の2種類がある．身体的な疲労を取るのに用いられるのが消極的休養である．身体を休ませてゆっくり休息をとることで疲労回復を図る方法である．一方，積極的休養は身体的な疲労だけでなく，精神的な疲労も回復させる効果がある．積極的休養は全身の血行をよくすることで疲労回復が早くなるということが確認されている．睡眠，読書，テレビ鑑賞などは消極的休養であり，スポーツや旅行など身体を動かすものは積極的休養といえる．

b. 睡　眠

1）睡眠の役割

　睡眠は肉体的・精神的疲労の回復，身体の組織や器官の成長と修復，学習（記憶）の完成，ホルモンの分泌，自律神経の調節などの生体リズムの成立に不可欠であり，ストレス緩和にも重要である．

日本人の5人に1人は何らかの睡眠障害を持つといわれている．睡眠時間が短かったり，主観的な睡眠感が不調であったりすると，肥満や循環器系疾患のリスクを高めることや抑うつの発症につながることが知られており，寿命にも影響する．他方，不良な睡眠が続くと，日中の覚醒を妨げることで仕事の生産性が低下するなど社会経済的にも大きな損失を与えることも問題となる．これらのことから，個人の健康および社会経済的利益の両面から良好な睡眠を保持することは極めて重要な課題と思われる．

2）睡眠のリズム

睡眠の不足や乱れは生活リズムの乱れにもつながる．昨今は，夜勤労働者ばかりでなく，若者や高齢者でも時差ボケに苦しむ人が増えている．

脳の疲労回復を担う深いノンレム（non-REM）睡眠と，筋肉疲労の回復を担う浅いレム（REM）睡眠は，約1.5時間（90分間）のサイクルで繰り返され，入眠後の3サイクル（4〜5時間ほど）の深い睡眠で必要な睡眠量の大半が得られる（図4-4）．

3）睡眠時間と健康リスク

睡眠時間が短いことによる心身への悪影響について取り上げられることは比較的多い．その一方で，睡眠時間が延長している場合も死亡率の上昇や動脈硬化のリスクが増加する．睡眠と健康リスクの関係を考える際には，睡眠時間の多寡で議論されることが多いが，健全な日常生活を送るためには，睡眠時間の多寡にとらわれることなく，日中に眠気が生じないようなオーダーメイドの睡眠習慣を構築することが生活の質（QOL）を良好に保つうえで肝要と思われる．

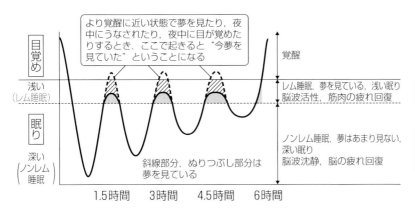

図4-4　睡眠の深さとリズム（レム・ノンレム睡眠）

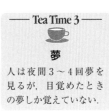

— Tea Time 3 —

夢

人は夜間3〜4回夢を見るが，目覚めたときの夢しか覚えていない．

② ストレス・・・

　昨今，日常生活のなかで，「最近ストレスがたまっている」や「運動でストレス発散」など「ストレス」という言葉をよく耳にする．元来，ストレスという言葉は物理学の術語であり，「外からかかる力による物質の歪（ひず）み」を意味していたが，カナダ人の生理学者であるハンス・セリエが 1936（昭 11）年に「ストレス学説」を発表したことから，医学の領域でもこの言葉が使われ始めた．医学的には，外からの刺激に対する身体やこころの反応のことを「ストレス反応」と呼び，その反応を生じさせる刺激（ストレスの原因）を「ストレッサー」と呼ぶ．一般にいうストレスはこの両方の意味が含まれている．ストレッサーに対する反応は「一般適応症候群」と呼ばれ，3 つの段階から成る（図 4-5）

Q ストレスを生じさせる刺激は？

A ストレッサー

a． ストレス（ストレッサー）の種類

　ストレス（ストレッサー）は，その外的刺激の種類から，①物理的ストレッサー（温度，騒音，悪臭など），②化学的ストレッサー（酸欠，薬物，花粉など），③生物的ストレッサー（外傷，病原体の侵入など），④心理的ストレッサー（学業，労働，人間関係など）に分類される．ストレッサーはすべて加算されて複合的に作用し，その結果ストレス反応を引き起こす．

1）身体的な問題

　ストレスが慢性的に作用し続けると，身体の各部に器質的あるい

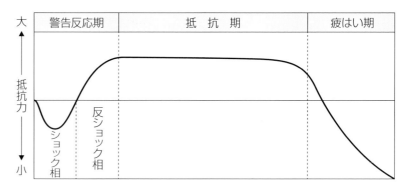

図 4-5　一般適応症候群の 3 段階

①警告反応期：ストレッサーにさらされて生じる反応期．この時期はさらにショック相と反ショック相に分けられる．
②抵抗期：ストレッサーに対する抵抗力が増し，ストレッサーと抵抗力とがバランスを保つことによって一旦安定となる時期．
③疲はい期：長期間にわたって継続するストレスに生体が対抗しきれなくなり，段階的に抵抗力が衰えてくる時期．

は機能的な障害を引き起こす．このような状態は心身症と呼ばれる．心身症の治療では，薬物治療，自律神経系などの機能を高めるためのリラクセーション法や運動の実践，生活習慣の改善，ストレスそのものを和らげるための環境調整や精神療法などが有効とされている．

2）心理的な問題

心理的な問題の典型として，うつと不安がある．気分が憂うつで何をするのもおっくう，食事がおいしくない，睡眠が十分にとれない，不安感や焦燥感が強い，生きていることが申し訳なく感じる，などの状態を「うつ状態」という．一方，不安は「対象のないおそれ」ともいわれる．漠然とした不快感に襲われて，一人でいることが困難になることがある．このようなときには，動悸や発作，息苦しさ，筋肉の緊張などを伴うことが多い．女性に多く，生理前や更年期などはこのような状態に陥りやすい．

3 ストレスコーピング

ストレッサーに対処してストレス反応を低減させることを，「ストレスコーピング」という．ストレッサーによって過剰なストレス反応が慢性的に続くと心身へのさまざまな悪影響が考えられるため，健康を維持するには，ストレッサーそのものに働きかけたり，ストレッサーに対する自分の考え方や感じ方を変えることが必要になる．

D 喫　煙

1 喫煙と健康被害

喫煙は，がんや循環器疾患，慢性閉塞性肺疾患（COPD）を含む呼吸器疾患，糖尿病，歯周病など，さまざまな生活習慣病のリスクとなる．タバコの煙に含まれる化学物質は 7,000 種類以上といわれ，周りの人にも悪影響を及ぼす．

a.　喫煙者本人への健康影響

喫煙者の死亡率は非喫煙者より高く，国内で喫煙に関連する病気で亡くなった人は年間で 12 〜 13 万人，世界では年間 500 万人以上と推定されている．また，国内の調査では 20 歳よりも前に喫煙を始めると，男性は 8 年，女性は 10 年短命になるとの報告が

ある.

国内外の研究によって，肺がんに限らず，喫煙はほとんどの部位のがんの原因になるといわれている．がんのほかにも，脳卒中や虚血性心疾患などの循環器疾患，慢性閉塞性肺疾患（COPD）などの呼吸器疾患，糖尿病，歯周病など，さまざまな病気の原因になる．

b. 女性の喫煙と健康問題

女性の喫煙は，妊孕性（にんようせい）（妊娠する能力）低下の原因となる．また，妊娠中の喫煙は，早期破水，前置胎盤，胎盤異常の原因となり，早産や妊娠期間の短縮もみられる．加えて，胎児の成長が制限されることもあり，低出生体重児出産の可能性が増加する．その他，喫煙との関連において，子宮外妊娠，自然流産，口唇・口蓋裂が指摘されている．授乳時期に母親が喫煙すると，乳幼児突然死症候群（sudden infant death syndrome：SIDS）を引き起こす可能性が示唆されている．

c. 受動喫煙

喫煙者が吸っている煙だけではなく，タバコから立ち昇る煙や喫煙者が吐き出す煙にも多くの有害物質が含まれている．本人は喫煙しなくても身の回りのタバコの煙を吸わされてしまうことを受動喫煙という．肺がん，虚血性心疾患，脳卒中，乳幼児突然死症候群（SIDS）の4疾患について超過死亡数を推定した結果，わが国では年間約1万5千人が受動喫煙で死亡している．

受動喫煙の影響に関するメタアナリシスの結果，現在では受動喫煙による肺がんのリスクは1.28倍，虚血性心疾患のリスクは1.3倍，脳卒中のリスクは1.24倍とされている．さらに，受動喫煙は子どもの呼吸器疾患や中耳炎，乳幼児突然死症候群（SIDS）を引き起こすことが指摘されている．

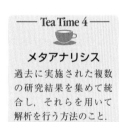

— Tea Time 4 —

メタアナリシス

過去に実施された複数の研究結果を集めて統合し，それらを用いて解析を行う方法のこと.

② 「たばこの規制に関する世界保健機関枠組条約」···

タバコの健康に対する有害性のために，2003（平15）年にWHO総会より「たばこの規制に関する世界保健機関枠組条約（WHO Framework Convention on Tobacco Control：FCTC）」が採択された．条約の主な内容は以下の6項目である．

①職場などの公共の場所におけるタバコの煙にさらされることからの保護を定める効果的な措置をとる．

②タバコの包装およびラベルについて，消費者に誤解を与えるおそれのある形容的表示などを用いることによって，タバコ製品の販

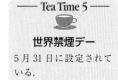

— Tea Time 5 —

世界禁煙デー

5月31日に設定されている.

売を促進しないことを確保し，主要な表示面の 30 %以上を健康警告表示にあてる.

③タバコの広告，販売促進および後援（スポンサーシップ）を禁止し，または制限する.

④タバコ製品の不法な取引をなくすため，包装に最終仕向地を示す効果的な表示を行うことを要求する.

⑤未成年者に対するタバコの販売を禁止するための効果的な措置をとる.

⑥条約の実施状況の検討および条約の効果的な実施の促進に必要な決定などを行う締約国会議を設置する．締約国は，条約の実施について定期的な報告を締約国会議に提出する.

たばこの規制に関する世界保健機関枠組条約（FCTC）は，WHOの下で作成された保健分野における初めての多数国間条約である．タバコの消費などが健康に及ぼす悪影響から，現在および将来の世代を保護することを目的とし，タバコに関する広告や包装上の表示などの規制とタバコの規制に関する国際協力について定めている．わが国では FCTC を 2004 年に批准している．2020（令 2）年 6 月時点で，この条約の締約国は 182 ヵ国である．FCTC が要求する受動喫煙対策からすると，わが国の受動喫煙対策は最低基準レベルと評価されている.

③ 喫煙率 ●●●

欧米諸国は，喫煙による健康被害を抑えるために禁煙運動を積極的に実施している．各国の喫煙率を（図 4-6）に示した．わが国の喫煙率は男女ともに年々低下しているものの，男性では欧米諸国と比較して高い傾向にある（図 4-7）．喫煙は喫煙者自身の健康問題だけでなく，受動喫煙者の健康被害，それによる医療費の増大，さらには火災その他の社会的被害も大きい．これらの状況を踏まえ，個人のレベルのみならず社会的レベルでも禁煙活動を推進していく必要がある.

「健康日本 21（第二次）」でも，喫煙と受動喫煙による健康被害を回避するという視点から，たばこ対策を重点課題の一つとして取り上げ，以下を達成目標として設定している.

①成人の喫煙率の減少（喫煙をやめたい者がやめる）

　12%（2022 年度）　＊2010（平 22）年現状：19.5%

②未成年者の喫煙をなくす

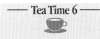

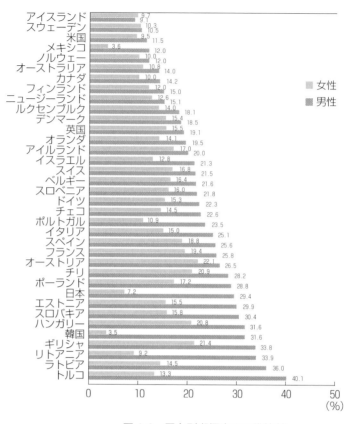

図4-6 男女別喫煙率の国際比較

OECD Health Date 2019

注）15歳以上の毎日喫煙者の比率．男性喫煙率の低い順．2017年までの最新年．

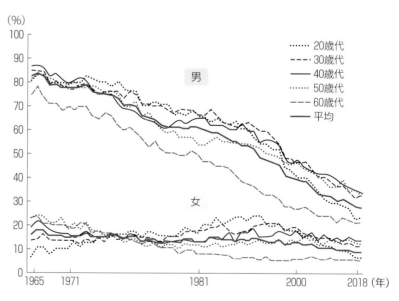

図4-7 性別・年代別喫煙率の推移

日本たばこ産業株式会社「2018年全国たばこ喫煙者率調査」

0％（2022 年度）　＊2010（平 22）年現状：中学 1 年生男子 1.6％，女子 0.9％　高校 3 年生男子 8.6％，女子 3.8％

③妊娠中の喫煙をなくす

0％（2014 年度）　＊2010（平 22）年現状：5.0％

④受動喫煙（家庭・職場・飲食店・行政機関・医療機関）の機会を有する者の割合の減少

行政機関：0％，医療機関：0％（2022 年度）　＊2008（平 20）年現状：行政機関：16.9％，医療機関：13.3％

職場：受動喫煙のない職場の実現（2020 年度）　＊2011（平 23）年現状：64％

家庭：3％（2022 年度）　＊2010（平 22）年現状：10.7％

飲食店：15％（2022 年度）　＊2010（平 22）年現状：50.1％

受動喫煙防止に向けては，対策の厳格化に向けて 2020（令 2）年度より「改正健康増進法」が全面施行され，禁煙の義務に違反した場合は罰則が適用されることとなった．

E 飲　酒

1 飲酒の弊害

飲酒は，適量であれば，血行促進，精神的ストレスの発散，動脈硬化を予防する HDL コレステロールの増加などの医学的効用があり，それとととともに人間関係の円滑化などの社会的効用も考えられる．「酒は百薬の長」ともいわれるが，アルコールの摂取量が増えるとその分健康リスクも増大する．

a. 飲酒と疾病

不適切な飲酒は，高血圧，脂質異常症，肥満，糖尿病，痛風などの生活習慣病のリスクを高める．長期にわたって大量のアルコールを摂取すると，アルコールが肝臓で代謝される際に中性脂肪が蓄積し，脂肪肝や肝硬変などの肝臓障害が生じやすい．肝臓以外でも，脳，歯，食道，胃，十二指腸，小腸，大腸，膵臓，心臓，血管，骨などの障害も懸念される．WHO の評価では，飲酒は口腔・咽頭・喉頭・食道・肝臓・大腸と女性の乳房のがんの原因となることが指摘されている．

b. 妊婦および未成年者の飲酒問題

妊娠中にアルコールを摂取すると，低体重や脳障害など**胎児性アルコール症候群**が生じる危険性がある．胎児性アルコール症候群には治療法はなく，また少量の飲酒でも影響が出ることから，妊娠中の女性は飲酒を完全にやめることが望まれる．一方，未成年者の飲酒は，脳障害，**急性アルコール中毒**，アルコール依存症，精神的成長や心理的発達の遅滞，職場での作業効率の低下などさまざまな悪影響が指摘されている．

c. 飲酒と事故・トラブル

飲酒は，意識状態の変容を引き起こし，しばしば交通事故やその他の事故の原因となる．短時間内に多量の飲酒をすると急性アルコール中毒になり，死亡の原因となることもある．また，長期にわたる多量飲酒は**アルコール依存**を形成し，本人の精神的・身体的健康を損なうとともに，社会への適応力を低下させる．その結果，社会や家族などにも深刻な影響を及ぼす場合がある．

② 飲酒対策

アルコールに起因する死亡の減少，飲酒が要因となる交通事故，暴力，自殺，外傷などの弊害の減少をねらいとして，2010年にWHOの総会にて「アルコールの有害な使用を低減するための世界戦略（Strategies to reduce the harmful use of alcohol）」が採択された．その戦略の主な目的を以下に示す．

①国家レベルでの取り組みを世界規模で向上させること
②飲酒の害に関してまた害を低減するための知識を普及すること
③有害な使用の防止やアルコール使用障害の治療を強化すること

表4-2　アルコール依存症の推計患者数の推移

（人）

	総　数	入　院	外　来
1996年	21,700	14,000	7,700
1999年	17,100	13,500	3,600
2002年	17,100	12,200	4,800
2005年	16,700	12,100	4,600
2008年	13,100	9,100	4,000
2011年	12,700	8,600	4,100
2014年	13,800	8,700	5,100
2017年	13,300	8,400	4,900

厚生労働省「患者調査」

④人員や予算など資源の導入を強化すること

⑤活動を評価するための情報を普及させること

　一方，わが国の「健康日本21（第二次）」では，2010（平22）年の基準値に比べて2022（令4）年までに生活習慣病のリスクを高める量（純アルコール換算で男性40g/日以上，女性20g/日以上）を飲酒する人の割合を15％削減すること，未成年者の飲酒と妊娠中の飲酒を2022年までにゼロにすることが目標に掲げられている．

❸ 飲酒に関連した暴力問題

　飲酒に関連した暴力としては，言葉攻撃（暴言）や身体的暴力のみならず，精神的暴力，経済的暴力，性的暴力なども含まれる．飲酒により暴力が増加する背景には，飲酒・酩酊により攻撃性が増す直接的な影響と，習慣的な飲酒によるアルコール乱用やアルコール依存症（表4-2）などからくる間接的な影響とがある．

a．家庭内暴力

　飲酒と家庭内暴力（domestic violence: DV）との関連性には諸説あるが，激しい暴力においては飲酒との相関がより強いとされている．とりわけ日本においては，飲酒をして暴力が発生することが男性に多いという特徴が指摘されている．

b．児童虐待

　2018（平30）年度の児童相談所による児童虐待相談対応件数は159,850件で，過去最多を更新した．児童虐待のリスク要因の一つとして，両親の飲酒・酩酊およびアルコール乱用・依存症が想定されている．

c．高齢者虐待

　2018（平30）年度の養護者による高齢者虐待が確認された件数は17,249件であり，前年度より171件（1.0％）増加した．高齢者虐待の加害者側のリスク要因として，養護者の飲酒・酩酊およびアルコール乱用・依存症が考えられる．

F 歯・口腔の健康

　成人の歯は永久歯が上下14本，合計28本で親しらずを入れると32本である．乳歯は20本である．通常，12歳頃までに乳歯から永久歯に生え替わる．

❶ 歯・口腔の健康目標 ･･････････････････････････

　歯科疾患の進行やリスクは，生活習慣のほか加齢によっても大きな影響を受けることから，「健康日本21（第二次）」の目標と指針は年齢別に示されている（表4-3）.

　歯科疾患の一次予防として自らの生活習慣の改善を働きかける一方，セルフケアに限界がある高齢者においては，80歳における20本以上の自分の歯を有する人の割合を20%以上，60歳における24本以上の自分の歯を有する人の割合を50%以上，それぞれ増加させるという具体的な目標が掲げられている. そのための行動指針として，定期的な歯石除去や歯面清掃ならびに定期的な歯科検診を受けている人の割合を30%以上にするという二次予防的な手段も推奨されている.

❷ 歯の健康管理 ･････････････････････････････････

　若年層では，ブラッシング指導などによる予防歯科の実践の効果が顕著に認められている. 中高年層においては，歯科衛生士による個別指導の有無がその後の喪失歯数に大きく影響する.

　歯科診療所の受診者の1年あたり平均喪失歯数の調査では，何らかの症状のあるときにのみ歯科診療所を受診する人は加齢に応じて歯の喪失傾向が大きい. 一方，定期的に予防処置や指導を受けている人は，年齢にかかわらず1年あたり平均喪失歯数が0.1本前後にとどまっている. また，成人歯科検診の受診回数が多い人ほど喪失歯数が少なく，特に診査結果に応じた歯科衛生士による個別指導の利用有無が喪失歯数の減少に影響している.

　「健康日本21（第二次）」の行動指針は前述のような実績に基づいているが，目標の達成のためには，定期的な予防処置や指導を受けるなどの健康管理が不可欠である. 歯周病予防の観点からは，禁煙することも非常に重要である.

❸ 子どものむし歯と予防対策 ･･･････････････････

　子どもはむし歯になりやすいことが知られている. 生えて間もない歯は十分に硬くなっておらず，石灰化が完全に進むまでに生えてから2～4年かかることが主たる要因の一つと考えられる. また，砂糖を含んだ飲料や菓子を好むことも要因として挙げられる.

　現在の子どものむし歯の予防には，歯科医院での小窩裂溝（臼歯

表 4-3 「健康日本 21 (第二次)」歯の健康の目標

時期		目標	目標値
歯の喪失防止 (咀しゃく 機能の維持)		・80 歳における 20 歯以上の自分の歯を有する者の割合及び 60 歳における 24 歯以上の自分の歯を有する者の割合の増加	・80 歳における 20 歯以上の自分の歯を有する者の割合：20%以上 ・60 歳における 24 歯以上の自分の歯を有する者の割合：50%以上
幼児期	むし歯予防	・3 歳児におけるむし歯のない者の割合の増加	・3 歳児におけるむし歯のない者の割合：80%以上
	リスク低減	・3 歳までにフッ化物歯面塗布を受けたことのある者の割合の増加 ・間食として甘味食品・飲料を 1 日 3 回以上飲食する習慣を持つ者の割合の減少	・3 歳までにフッ化物歯面塗布を受けたことのある者の割合：50%以上
学齢期	むし歯予防	・12 歳児における 1 人平均むし歯数(DMF 歯数)の減少	・12 歳児における 1 人平均むし歯数(DMF 歯数)1 歯以下
	リスク低減	・学齢期におけるフッ化物配合歯磨剤使用者の割合の増加 ・学齢期において過去 1 年間に個別的歯口清掃指導を受けたことのある者の割合の増加	・学齢期におけるフッ化物配合歯磨剤使用者の割合：90%以上 ・過去 1 年間に個別的歯口清掃指導を受けたことのある者の割合：30%以上
成人期	歯周病予防	・40, 50 歳における進行した歯周炎に罹患している者(4mm 以上の歯周ポケットを有する者)の割合の減少	・40, 50 歳における進行した歯周炎に罹患している者(4mm 以上の歯周ポケットを有する者)の割合：30%以上の減少
	リスク低減	・40, 50 歳における歯間部清掃用器具を使用している者の割合の増加	・40, 50 歳における歯間部清掃用器具を使用している者の割合：それぞれ 50%以上

厚生労働省ホームページより一部改変

の歯の溝)を埋めるシーラント (小窩裂溝充塡), 寝る前の 2 時間以内の飲食を控えること, 十分な歯みがきなどが大切である.

　子どものむし歯には大きな地域格差があるが, これは地域の社会環境や生活環境の違いによると考えられる. 一部の地域では小学校でフッ素化合物洗口剤によるうがいができる環境が整えられており, その結果むし歯が減少しているとの報告がある. これは学校を拠点とした地域での環境整備がむし歯予防に貢献している好事例である. このように, 個人での対策だけでなく, 生活環境を改善することで子どものむし歯は大きく減らすことができる.

G 環　境

1 環境の概念 •••••••••••••••••••••••••••••••••

環境とは，人間を含めた生物を取り囲む条件のすべてを指す．人間を取り巻く環境は内部環境と外部環境に分けられる．内部環境は皮膚を境とした生体内の環境を指し，外部環境は，生物学的環境（動物，植物，微生物など），物理化学的環境（気温，湿度，気流，輻射熱，気圧，音，光線，放射線など），社会的環境（政治，産業，経済，学校など）から成る．

2 環境への順応と適応 •••••••••••••••••••••••••

外部環境の変化は生体内の内部環境に負荷を与える．この負荷に対する変化を受けて，内部環境の維持機構が作動する．この働きを順応作用という．通常，数時間〜数週間の時間的経過をとり，その変化は可逆的，非遺伝的である．

外部反応の変化が比較的長期にわたる場合，順応作用は次第に恒常的となる．この遺伝的な変容を適応という．機能的，形態的変化がその環境のもとで適合すること，あるいはその適合する過程を意味し，その変化は不可逆的，遺伝的である．

3 環境汚染物質と生物濃縮 •••••••••••••••••••••

環境汚染物質には，有機塩素化合物，有機スズ化合物，水銀，ダイオキシン，ヒ素，カドミウム，有機臭素系化合物などがある．これらの物質はさまざまな毒性を持っており，それを摂取すると人体への影響や生物体系への影響は極めて大きいものとなる．

環境汚染物質は，生物濃縮により生物に蓄積され残留する．生物濃縮とは，生態系のなかで，難分解性，高蓄積性，慢性毒性を持つ物質が食物連鎖において生体内に著しく濃縮されていく現象を指す．生物濃縮は，陸棲動物よりも水棲動物で高いことが知られており，水中の濃度の 1,000 万倍に濃縮される場合もある．環境汚染物質には，毒性が著しく強いものが多いため，厚生労働省では，有機塩素系農薬，PCB，水銀について暫定的規制値などを設定し，その値を超える食品の流通を禁止している．

── Tea Time 9 ──

水俣病の教訓

当時の国の排水基準を守りながらも発生したのは，有機水銀の生態系における食物連鎖と生体濃縮の機序が不明だったためである．同様に，ダイオキシン，DDT なども地球規模での動態を考える必要がある．

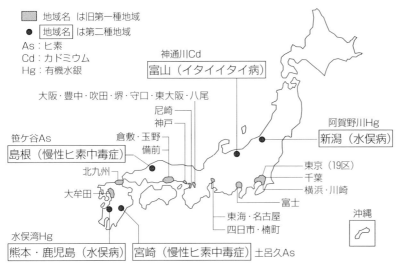

図 4-8　公害健康被害の補償等に関する法律の指定地域

「国民衛生の動向」2018/2019 年

④ 環境行政の推移

　わが国において，戦後の産業経済の急激な発展に伴い，環境悪化が社会問題となった．この状況を是正するため，1967（昭42）年に「公害対策基本法」が厚生省（当時）により制定された．わが国の主な公害を図4-8に示す．その後，公害防止のみならず，環境問題全般を調整するために，1971（昭46）年に環境庁が発足し，1993（平5）年に「環境基本法」が制定された．2001（平13）年には環境庁が環境省となり，21世紀に向けた循環型社会形成のために，廃棄物処理および清掃に関する法律を所管，リサイクル対策を総合的・計画的に推進など，地球温暖化防止にも努めることとなった．

Q 典型７公害とは何か？

A 大気汚染，水質汚濁，土壌汚染，騒音，振動，地盤沈下，悪臭

⑤ 環境基本計画

　環境省は環境基本法に基づき，他の関係府省と共働で，21世紀における大量生産，大量消費，大量廃棄から脱却して環境保全に努める環境基本計画として，①循環（リサイクル社会システムの構築），②共生（生態系の維持），③参加（住民の自主的積極的な参加），④国際協力による持続的発展可能な社会環境保持が目標に立てられた．2018（平30）年の第五次改定では，以下の6つの重点戦略が掲げられた．
①持続可能な生産と消費を実現するクリーンな経済システムの構築

②国土のストックとしての価値の向上

③地域資源を活用した持続可能な地域づくり

④健康で心豊かな暮らしの実現

⑤持続可能性を支える技術の開発・普及

⑥国際貢献によるわが国のリーダーシップの発揮と戦略的パートナーシップの構築

重点戦略の展開にあたっては，パートナーシップ（あらゆる関係者との連携）を重視し，各地域が自立・分散型の社会を形成し，地域資源などを補完し支え合う「地域循環共生圏」の創造を目指している．

❻ 地球的規模での環境問題 ・・・・・・・・・・・・・・・・・・・・・・・・・・・・・

地球レベルでの環境問題には，温暖化，砂漠化，熱帯林減少，オゾン層破壊，酸性雨，野生生物種の減少，海洋汚染，有害廃棄物の越境拡散などのほか，電離放射線（放射能汚染），内分泌かく乱物質汚染（環境ホルモン，ダイオキシンなど），エネルギー消費の増大（化石燃料の大量使用など），人口爆発と食糧危機，新興感染症の発生などがある．2019（令元）年に発生し，2020（令2）年に世界的大流行（パンデミック）となっている新型コロナウイルス感染症（COVID–19）は，さまざまな環境問題と密接に関連しながら感染が拡大していると考えられている．国際連合は，自然破壊や気候変動が続けば，COVID–19のような未知の病気が今後も増えると警告している．

環境問題の多くは，人の知恵と努力で改善可能な面も多い．これまで自然を破壊することにより発展してきた社会・経済の歴史を振り返りながら，21世紀においては，地球は限りある資源で構成されている閉鎖型の環境であることを強く認識することが大切であり，地球環境と共生した新たな健康管理方法を考案・実践する必要がある．

—— Tea Time 10 ——

地球温暖化

2014年のIPCC報告によれば，地球温暖化に伴い2100年には0.3〜4.8℃の平均気温の上昇，26〜82cmの海面水位上昇を予測しており，豪雨，渇水などの異常気象の増加が予想されている．

—— Tea Time 11 ——

オゾン層の影響

オゾン層の破壊は有害紫外線（280〜315nmのUV-B）の増加を招き，皮膚がんや白内障の増加のほか，生態系にも悪影響を及ぼす．

Q 環境への配慮に関する3Rとは何か？

A
リデュース
（reduce，発生抑制）
リユース
（reuse，再利用）
リサイクル
（recycle，再生利用）

5 疾病の予防

A 生活習慣病

　以前は成人病といわれた脳卒中，がん，心臓病を，生活習慣という要素に着目して捉え直した用語として，生活習慣病（life-style related diseases）という用語が，1996年頃から使われるようになった．早期発見・早期治療に重点を置いた対策に加え，生活習慣の改善による発症予防を推進していく方針を導入した疾病の概念である．WHOは同じような概念として，慢性閉塞性肺疾患（chronic obstructive pulmonary disease：COPD）を加えた非感染性疾患（noncommunicable diseases：NCDs）という用語を用いている．

　生活習慣病の範囲には，以下のように生活習慣と疾病との関連が明らかになっているものが含まれる（表5-1）．

　また，遺伝的要因や生活習慣（食習慣，運動習慣，睡眠や休養の取り方，し好など）が，糖尿病，高血圧，がん，脳卒中，心臓病など多くの疾病の発症や進行に深く関与している（図5-1）．このため二次予防（早期発見，早期治療）に加え，生活習慣の改善を中心にした一次予防（健康増進・発病予防）にも重点をおいている．

表5-1　生活習慣病の範囲

食習慣	インスリン非依存型糖尿病，肥満，脂質異常症（家族性のものを除く），高尿酸血症，循環器病（先天性のものを除く），大腸がん（家族性のものを除く），歯周病など
運動習慣	インスリン非依存糖尿病，肥満，脂質異常症（家族性のものを除く），高血圧症など
喫煙	肺扁平上皮膚がん，循環器病（先天性のものを除く），慢性気管支炎，肺気腫，歯周病など
飲酒	アルコール性肝疾患など

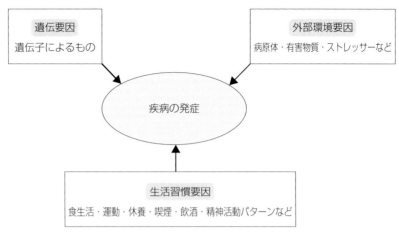

図5-1　疾病の発症にかかわる要因
厚生省保健医療局生活習慣病対策室

　偏食や過食などの不規則な食生活，運動不足や睡眠不足，ストレス，喫煙，過度の飲酒などの習慣を改善することで，疾病を予防し，発症や進行を遅らせることができる．

　生活習慣病を予防するためには，生活習慣を適正に維持することが重要であり，そのためには以下のことを守りたい．

・適正な睡眠時間をとる

・喫煙をしない

・適正体重を維持する

・過度の飲酒をしない

・定期的に一定の時間を決めて，年齢と体調に合わせたスポーツをする

・食事を規則正しく栄養のバランスのとれた食事をとる．特に，朝食を毎日とる

B　が　ん

　わが国の死亡総数に対する割合（％）は，2019（令元）年において，第1位は**悪性新生物**で27.3％であり，第2位の心疾患の15.0％と第3位の老衰の8.8％の合計より多い（図2-7参照）．現在，男性では第1位が気管，気管支および肺のがんで，第2位が胃がんである．女性では第1位が大腸がんで，第2位が気管，気管支および肺のがんである．

　がんの予防は，生活習慣，環境因子などの発がん性のあるリスク

Q 男女，一番死亡率の高いがんは何か？

A 男性：肺がん
女性：大腸がん

表 5-2　がんを防ぐための新 12 ヵ条

○たばこは吸わない
○他人のたばこの煙をできるだけ避ける
○お酒はほどほどに
○バランスのとれた食生活を
○塩辛い食品は控えめに
○野菜や果物は不足にならないように
○適度に運動
○適切な体重維持
○ウイルスや細菌の感染予防と治療
○定期的ながん検診を
○身体の異常に気がついたら，すぐに受診を
○正しいがん情報でがんを知ることから

を避ける．一部の感染症により罹患するがん（肝がん，子宮頸がん，一部の胃がん，白血病）もあるので，注意することが必要である．がん研究振興財団では，2011（平 23）年にがんを防ぐために新 12 ヵ条を提示している（表 5-2）.

　がんの治療は，**早期発見・早期治療**が大切である．

C 循環器疾患

1 高血圧症

　高血圧症はわが国の主要な疾患の一つであり，脳血管障害，虚血性心疾患，腎疾患の**危険因子**（リスクファクター）である．高血圧の治療は，血圧の低下のみでなく，脳，心，腎などへの主要臓器障害を予防することにもなる．

　高血圧症と脂質異常症が合併すると，心血管系疾患のリスクが増加する．合併している場合は，ほかの危険因子がない場合より厳格な管理が必要である．

　高血圧患者の約 4 割は脂質異常症を合併し，脂質異常症患者の約半数は高血圧を有しているといわれる．両者はいずれも動脈硬化や心血管系疾患の危険因子であるため，高血圧症と脂質異常症を同時に治療することが必要である．

　糖尿病を合併している高血圧患者の死亡率は健康人の約 6 〜 7 倍であり，このことからも，より厳格な血圧コントロールが必要となる．

　治療としては，薬物療法，塩分の制限，適正な食事，運動，禁煙，

表 5-3　成人における血圧値の分類

分　類	診察室血圧（mmHg）		家庭血圧（mmHg）	
	収縮期血圧 　　　　　　　拡張期血圧		収縮期血圧 　　　　　　　拡張期血圧	
正常血圧	< 120　　　かつ　　　< 80		< 115　　　かつ　　　< 75	
正常高値血圧	120 ～ 129　　　かつ　　　< 80		115 ～ 124　　　かつ　　　< 75	
高値血圧	130 ～ 139　かつ／または　80 ～ 89		125 ～ 134　かつ／または　75 ～ 84	
Ⅰ度高血圧	140 ～ 159　かつ／または　90 ～ 99		135 ～ 144　かつ／または　85 ～ 89	
Ⅱ度高血圧	160 ～ 179　かつ／または　100 ～ 109		145 ～ 159　かつ／または　90 ～ 99	
Ⅲ度高血圧	≧ 180　かつ／または　≧ 110		≧ 160　かつ／または　≧ 100	
（孤立性）収縮期高血圧	≧ 140　　　かつ　　　< 90		≧ 135　　　かつ　　　< 85	

日本高血圧学会「高血圧治療ガイドライン 2019」

表 5-4　高血圧治療ガイドライン 2019 の降圧目標

		診察室血圧（mmHg）	家庭血圧（mmHg）
75 歳未満の成人[*1]	脳血管障害患者 （両側頸動脈狭窄や脳主幹動脈閉塞なし） 冠動脈疾患患者 CKD 患者（蛋白尿陽性）[*2] 糖尿病患者 抗血栓薬服用中	< 130/80	< 125/75
75 歳以上の高齢者[*3]	脳血管障害患者 （両側頸動脈狭窄や脳主幹動脈閉塞あり，または未評価） CKD 患者（蛋白尿陰性）[*2]	< 140/90	< 135/85

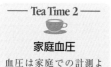

—— Tea Time 2 ——

家庭血圧

血圧は家庭での計測より，診療室での計測の値が高めであることが確認されている．今後は家庭での血圧が重要視されていく．

[*1]未治療で診察室血圧が 130 ～ 139/80 ～ 89mmHg の場合は，低・中等リスク患者では生活習慣の修正を開始または強化し，高リスク患者ではおおむね 1 ヵ月以上の生活習慣修正にて降圧しなければ，降圧薬治療の開始を含めて，最終的に 130/80mmHg 未満を目指す．すでに降圧薬治療中で 130 ～ 139/80 ～ 89mmHg の場合は，低・中リスク患者では生活習慣の修正を強化し，高リスク患者では降圧薬治療の強化を含めて，最終的に 130/80mmHg 未満を目指す．
[*2]随時尿で 0.15g/gCr 以上を蛋白尿陽性とする．
[*3]併存疾患などによって一般に降圧目標が 130/80mmHg 未満とされる場合，75 歳以上でも忍容性があれば個別に判断して 130/80mmHg 未満を目指す．
降圧目標を達成する過程ならびに達成後も過降圧の危険性に注意する．過降圧は，到達血圧のレベルだけでなく，降圧幅や降圧速度，個人の病態によっても異なるので個別に判断する．

日本高血圧学会「高血圧治療ガイドライン 2019」

休息，規律正しい日常生活を送ることが必要である．

予防としては過労やストレスを避け，心身の安定を心がける．喫煙や塩分摂取，過度の運動は控える．

なお，2019（令元）年に日本高血圧学会により「高血圧治療ガ

イドライン」が示された（表5-3，4）

2 心疾患 ••••••••••••••••••••••••••••••••••••

a. 心筋梗塞

　冠動脈が閉塞する病態を**心筋梗塞**という．その原因として最も多いのが血栓で，冠動脈は動脈硬化によって部分的に狭くなり，これが原因で閉塞しやすくなる．心臓内で形成された血栓がはがれて心臓から流れ出し，冠動脈を閉塞して発作が起こることがある．また冠動脈の攣縮のために血流が遮断されて起こることもある．

　症状は，胸痛，呼吸困難であり，心臓発作の痛みは激しく長く続き，安静にしてニトログリセリンを使用しても軽減しない．

　予防としては過労やストレスを避け，心身の安定を心がける．肥満を避ける．

b. 狭心症

　狭心症は，冠動脈が狭窄して血流量が低下し，心筋への酸素供給が不足して起こる．

　症状は，胸骨下の圧迫や痛みとして感じられる．痛みは，肩から腕の内側，背中へも放散することがある．

　狭心症を悪化させる要因には，加齢，広範囲に及ぶ冠動脈疾患，糖尿病，高血圧症，脂質異常症，喫煙，飲酒などがある．

　治療は，冠動脈拡張剤と抗血小板剤を使用する．高血圧症や高コレステロール血症などがあれば治療する．禁煙を実行する，肥満を治すことが重要である．

　予防としては過労やストレスを避ける．また，糖尿病，高血圧症，脂質異常症があれば，それを治療する．禁煙し，飲酒は適量に制限する．

3 脳血管疾患 ••••••••••••••••••••••••••••••••

a. 脳梗塞

　脳梗塞には，脳の血管が動脈硬化を起こして細くなり，血流がとだえる場合の脳血栓と心臓でできた血液の固まりが，脳の血管につまる場合の脳塞栓とがある．**脳血栓**は，主に高齢者に起こり，知覚障害，運動障害，意識障害などの症状が起こる．**脳塞栓**は，突然に半身の麻痺や言語の障害によって始まることが多い．血流がとだえた部分の脳神経細胞は壊死する．血栓を溶かす治療などにより，被害を小さくする．

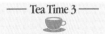

— Tea Time 3 —

脳血栓

動脈硬化により，脳血管が狭くなり，血液の流れが止まる状態．

— Tea Time 4 —

脳塞栓

血中の血栓，空気，脂肪，腫瘍などにより脳血管が閉塞し，脳虚血を起こすことをいう．主に心臓にできた血栓が血流にのって脳の血管がつまることが多い．

高血圧症，脂質異常症を治療し，日常生活を規則正しく送り，過労やストレスを避ける．

b． 脳出血

血圧が高くなると，脳動脈が突然破れて，脳の中に出血を起こす．脳出血は多くの場合，突然意識を失って倒れ，昏睡に陥ったり，半身麻痺を起こす．

高血圧症を治療し，過労やストレスを避け，塩分をとりすぎないようバランスのとれた食事習慣を維持する．

c． くも膜下出血

くも膜と脳軟膜の間の血管に動脈瘤ができると，血圧が高くなったときに突然破れ，激しい頭痛に襲われ，意識を失ったり，昏睡状態に陥ったりする．高血圧症，過労，ストレスを避ける．

d． 一過性脳虚血

動脈硬化のために一時的に起こる脳の循環障害で，症状としては，手足のしびれや運動障害（立ち上がれない，言語障害，箸で食事ができない，字が書けないなど）がある．一過性脳虚血は脳血栓の前ぶれのときがあり，早期に治療を開始することが重要である．

予防としては，高血圧症，脂質異常症，糖尿病があれば，それを治療する．食生活に注意する．禁煙し，適度な運動をする．

D 代謝疾患

1 糖尿病 ・・・

a． 糖尿病の現状と発症要因

糖尿病は糖の代謝異常である．2018（平30）年の国民健康・栄養調査によると，「糖尿病が強く疑われる者」の約1,000万人と「糖尿病の可能性を否定できない者」の約1,000万人を合わせると，全国に約2,000万人の予備群がいると推定されている．糖尿病を誘発する要因として，以下のものが考えられる．

1）生活習慣，過食，運動不足，肥満，ストレスなど

最近，患者数が増加している若年層の糖尿病では，ファストフードやスナック菓子，清涼飲料水などの高脂肪，高カロリーな食品の摂取が原因と考えられる．

2）遺伝的素因

親，きょうだいなどの血縁者に糖尿病に罹患した人がいる場合は，

特に注意が必要である．食事や運動などの生活習慣に注意する．

3）加齢

40歳以上の約10%，つまり10人に1人は糖尿病といわれ，年齢が上がるにつれて発症率が高くなる．

b.　糖尿病の病態と治療

一般に糖尿病は1型糖尿病と2型糖尿病に分類される．1型糖尿病は，β細胞の破壊により**インスリン**分泌能が著しく低下した場合で，若年でも発症する糖尿病である．2型糖尿病はそれ以外の原因でインスリンの作用不足が現れて高血糖になるものをいう．

1型糖尿病は，体外からインスリンを補充しなければならない．2型糖尿病は，1型糖尿病に比べて食べすぎや運動不足など生活習慣や加齢の関与が大きく，中年以降の肥満者に発症しやすい．2型糖尿病では，食事療法，運動療法，薬物療法が行われる．

c.　糖尿病予備群

一般に糖尿病の予備群は境界型などといわれ，血糖値が正常範囲を超えているが，糖尿病の診断基準に当てはまるほどには上昇していないグループをいう．日本糖尿病学会基準では境界型糖尿病，WHO基準では耐糖能障害という．

生活習慣や遺伝的要因が考えられ，数年間のうちに糖尿病が発病することが多いので，糖尿病患者と同様の注意が必要である．

予防としては生活習慣を見直し，過食を避ける．適度な運動をして，適正体重を維持し，肥満を避ける．

② 脂質異常症 ••••••••••••••••••••••••••••••

a.　脂質異常症の診断基準

血液中にコレステロールや中性脂肪（トリグリセリド：TG）が多い状態を脂質異常症という．

日本動脈硬化学会では，動脈硬化性疾患の予防と治療のための基準として，LDLコレステロール（LDL-C：悪玉コレステロール）値140mg/dL以上を高LDLコレステロール血症，HDLコレステロール（LDL-C：善玉コレステロール）値40mg/dL未満を低HDLコレステロール血症，トリグリセリド値150mg/dL以上を高トリグリセリド血症としている（表5-5）．

b.　脂質異常症の治療と予防

治療は食事，運動，薬で行う．脂質異常症治療の目的は，コレステロール値を下げて動脈硬化を防ぎ，心筋梗塞や狭心症，脳梗塞な

—— Tea Time 5 ——

膵臓の細胞

膵臓にはα細胞とβ細胞があり，α細胞はグルカゴンを分泌し，β細胞はインスリンを分泌する．

—— Tea Time 6 ——

HDLコレステロール
善玉コレステロールともいい，動脈硬化を防ぐ．

LDLコレステロール
悪玉コレステロールともいい，動脈硬化を促進する．

表5-5　脂質異常症診断基準（空腹時採血）*

LDL コレステロール	140 mg/dL 以上	高 LDL コレステロール血症
	120 〜 139 mg/dL	境界域高 LDL コレステロール血症**
HDL コレステロール	40 mg/dL 未満	低 HDL コレステロール血症
トリグリセライド	150 mg/dL 以上	高トリグリセライド血症
Non-HDL コレステロール	170 mg/dL 以上	高 non-HDL コレステロール血症
	150 〜 169 mg/dL	境界域高 non-HDL コレステロール血症**

* 　10 時間以上の絶食を「空腹時」とする．ただし水やお茶などカロリーのない水分の摂取は可とする．
** 　スクリーニングで境界域高 LDL-C 血症，境界域高 non-HDL-C 血症を示した場合は，高リスク病態がないか検討し，治療の必要性を考慮する．
● LDL-C は Friedewald 式（TC － HDL-C － TG/5）または直接法で求める．
● TG が 400 mg/dL 以上や食後採血の場合は non-HDL-C（TC － HDL-C）か LDL-C 直接法を使用する．ただしスクリーニング時に高 TG 血症を伴わない場合は LDL-C との差が＋ 30 mg/dL より小さくなる可能性を念頭においてリスクを評価する．

日本動脈硬化学会「動脈硬化性疾患予防ガイドライン」2017

どを予防するためである．

食事療法と運動療法を基本とし，適正な体重維持のため，適正なエネルギー摂取をし，肉類・高コレステロール食品・糖質・塩分は控えめにし，不飽和脂肪酸・食物繊維・抗酸化物質を積極的に摂取することを心がける．治療は，まずライフスタイルの改善（禁煙，食生活の是正，適正体重の維持，身体活動の増加）から治療を開始することを推奨している．それでも効果がない場合は，薬物療法を行う．

ストレスはホルモンの分泌を狂わせ，血液中のコレステロールや中性脂肪を増やすこともある．アルコールの飲みすぎは中性脂肪を増やす原因ともなる．喫煙によって HDL（善玉）コレステロールの減少もみられる．

したがって，脂質異常症の予防にはバランスのとれた食事をし，緑黄色野菜を十分摂取する．体質的にコレステロール値が高い人は，コレステロールを多く含有する食品は控える．そして，脂質異常症にならないためには，生活習慣を改善し，不規則な食生活，運動不足，睡眠不足，酒，喫煙，ストレスなどを避けることが必要である．

③ 肥満

a. 肥満の判定

肥満とは，脂肪組織が過剰に蓄積した状態をいう．体格指数 Body Mass Index（BMI）は，体重（kg）を身長（m）の 2 乗で割った値，

BMI ＝体重（kg）÷（身長（m））²

—— Tea Time 7 ——

やせすぎ

細身のモデルにあこがれる 10 代の若者が過度なダイエットに走り，健康を害するのを防ぐために，ファッション界ではやせすぎのモデルのファッションショーへの出演を禁じている．

で表され，寿命や体脂肪量との相関が高いことがわかり，肥満度の判定の指標に用いられる．

日本肥満学会では，22 を標準として次の判定基準を定めた．

18.5 未満：	低体重	30 以上 35 未満：	肥満 2 度
18.5 以上 25 未満：	普通体重	35 以上 40 未満：	肥満 3 度
25 以上 30 未満：	肥満 1 度	40 以上：	肥満 4 度

Q BMI が 22 となる体重は？

A 22 × 身長（m）× 身長（m）

b. 肥満予防のための食事指針

肥満予防の原則は，1 日のエネルギー収支をゼロにすることである．現在よりも体重を増やさないためには，摂取エネルギーが消費エネルギーを上回らないことである．適切な運動は筋肉を増やし，同時に筋肉でのエネルギー消費を高める．

肥満の予防のための食事は，エネルギー摂取を控えめにすることと，必須の栄養素はすべて確保することにある．筋量などを減少させずに，体脂肪のみを効果的に減少させることが重要である．

たんぱく質は，1.1 〜 1.2 g/kg 標準体重程度を摂取することが必要である．動物性と植物性のたんぱく質を 1 対 1 にし，肉の脂身は避ける．糖質は，過剰にとると脂肪に転換される．主食のご飯やパンは，三度の食事で適量とり，間食を減らす．肉類には脂肪が多く含まれるものもあるので赤身のものを選び，魚類はサバ，イワシ，アジなどの魚を積極的に摂取する．

ビタミンやミネラルは十分摂取する．これらは野菜，きのこ，海藻，果実に含まれる．緑黄色野菜を積極的に摂取する．

食物繊維は，脂肪や糖質の吸収を抑制したり，咀しゃく時間を長くし，満腹感を増すなどの効果が期待される．

アルコール類は高エネルギー源であるばかりでなく，食欲を増大させる傾向があるため，飲酒を中止するか減量する．

④ メタボリックシンドローム ・・・・・・・・・・・・・・・・・・・・

世界の全死亡のうち 30％までが心血管系疾患に起因している．心血管系疾患発症の背景には，高血圧，脂質代謝異常，肥満などの危険因子が密接に関連していると考えられる．日本では，2005（平17）年に日本内科学会などの 8 つの医学系の学会が合同してメタボリックシンドロームの診断基準を策定した（表 5-6）．内臓脂肪型肥満に加えて，高血糖，高血圧，脂質異常のうちいずれか 2 つ以上あわせ持った状態をメタボリックシンドロームと呼ぶ．わが国

表5-6　メタボリックシンドロームの診断基準

必須項目	（内臓脂肪蓄積） ウエスト周囲径		男性≧ 85 cm 女性≧ 90 cm
	内臓脂肪面積　男女ともに≧ 100 cm² に相当		
選択項目 3 項目のうち 2 項目以上	1.	高トリグリセリド血症 かつ／または 低 HDL コレステロール血症	≧ 150 mg/dL < 40 mg/dL
	2.	収縮期（最大）血圧 かつ／または 拡張期（最小）血圧	≧ 130 mmHg ≧ 85 mmHg
	3.	空腹時高血糖	≧ 110 mmHg

厚生労働省

＊CT スキャンなどで内臓脂肪量測定を行うことが望ましい.
＊ウエスト径は立位・軽呼気時・へそレベルで測定する. 脂肪蓄積が著明でへそが下方に偏位している場合は肋骨下縁と前上腸骨棘の中点の高さで測定する.
＊メタボリックシンドロームと診断された場合, 糖負荷試験がすすめられるが診断には必須ではない.
＊高トリグリセリド血症, 低 HDL コレステロール血症・高血圧・糖尿病に対する薬剤治療を受けている場合は, それぞれの項目に含める.

の診断基準はウエスト周囲径（へそまわり）が, 男性が 85 cm 以上, 女性が 90 cm 以上で, 高血糖（空腹時血糖 110 mg/dL 以上）, 高血圧（収縮期血圧が 130 mmHg 以上かつ／または拡張期血圧が 85 mmHg 以上）, 脂質異常（高 TG（150 mg/dL 以上）かつ／または低 HDL コレステロール（40 mg/dL 未満））のうち 2 項目以上が異常な場合をいう.

　食生活を改善し, 適正体重, 適正運動を心がけて, 予防に努めることが重要である.

E 骨・関節疾患

1 骨粗鬆症

　骨粗鬆症とは, 骨量が減少し, 骨組織の微細構造が劣化して骨が弱くなり, 骨折の危険が高くなった状態をいう. 骨密度・骨量は思春期から 20 歳頃までが最も高く, 40 歳頃までは維持されるが, 加齢とともに減少する. 女性の場合は閉経後の減少が著しい. これには女性ホルモンが関与している.

　わが国では, 50 歳以上の女性は, 腰椎で 25 ～ 35%, 大腿骨頸部で 9 ～ 13%, 50 歳以上の男性は, 大腿骨頸部で 4%が骨粗鬆症と診断され, 骨粗鬆症の有病率は, 男性よりも女性のほうが高

い．骨粗鬆症の患者数は，2015（平27）年において，男女合わせ1,280万人と推定されている．また男性は50代から，女性は40代から年齢とともに上昇傾向にある．

予防には，日々の食生活と適度の運動と日光浴が重要である．食事には，①カルシウム，②マグネシウム，③ビタミンD，④ビタミンKの栄養素が含まれていることが必要である．

2 骨　折

高齢者の骨折には，子どもや若者の骨折とは異なる特徴がある．高齢者では骨粗鬆症や骨量が減少しているため，日常生活のなかで，わずかな外力でも骨折を起こしやすい．圧迫骨折は高齢者に多く，脊椎や大腿骨骨頭でよくみられる．**高齢者の骨折部位**は，手首，股関節部，脊椎，肩関節部などが多い．転倒によるわずかな外力で骨折を起こし，治癒が遅いので，高齢者では骨折予防が大切である．

高齢者の骨折はQOLを低下させ，寝たきり状態になるため，手すりの設置や段差の解消，バリアフリーにすることが重要である．

子どもや若者の骨折は，事故の種類によって多様であり，損傷部位も全身に及ぶ．

予防は骨を丈夫にして転倒しないようにする．また，高齢者は骨粗鬆症を予防し，骨を支えている筋力の減退を防ぐため適度な運動をすることも必要となる．

F 歯科・口腔疾患

従来の歯科保健は**むし歯（う歯）**予防であったが，近年は成人および高齢者を対象とした歯周疾患に対して重点がおかれるようになった．

歯科保健対策として，生涯を通じての歯の健康づくりが積極的に推進されている．そのため，生活習慣の影響が大きいむし歯および歯周病に対しての対策，歯の喪失防止対策の充実を図ることが重要である．そこで，乳幼児のときから，生涯にわたって自分の歯を大切にする生活習慣を身につけることが提唱され，８０２０運動を推進することが提言された．

1 歯周病

歯周病とは，歯垢（プラーク）や歯石などが原因となって歯周組

Q 歯科の二大疾患は何か？

A 歯周病，むし歯．

— Tea Time 8 —

歯周病

成人の約80%が歯周病といわれており，歯を失う大きな原因となっている．

織が破壊される病気で，細菌による感染症である．口の中には約300種類の細菌が生息しているとされ，そのうちむし歯や歯周病に関係している細菌は10種類程度といわれる．歯周病になると，気づかないうちに歯周ポケットから歯周組織内に細菌が侵入し，細菌自体や細菌がつくり出す毒性物質が血液中に入り，全身の臓器に運ばれ，さまざまな影響（心臓病，糖尿病など）を与える．糖尿病が進行すると，細菌に対する全身の抵抗力（免疫機能）が低下して，歯周ポケットの中の細菌が増殖しやすくなる．

予防は口腔内を清潔にし，定期的に受診することが大切である．

2 むし歯（う歯）

歯垢（プラーク）の中の細菌が増殖し，糖類を分解してできた酸で歯を溶かす．歯垢の約8割が細菌である．歯垢にカルシウムやリン酸などが沈着して石灰化したものが歯石で，歯石ができると，さらに歯垢が付着しやすくなる．

歯垢の中の細菌は，硬いエナメル質，象牙質，歯髄へと進んで破壊し，ついには歯の土台となる骨まで失ってしまうことになる（図5-2）．

予防は食後できるだけ早く歯みがきをして，口腔内を清潔にする．歯みがきができない場合はうがいだけでも効果はある．

3 歯科保健

a. 8020運動

高齢者にとって，歯の喪失などは，食物の咀しゃくが不十分になり，会話が不明瞭になるなど，生活を送るうえでも影響を与える．そこで，80歳になっても自分の歯を20本以上保つことを目標と

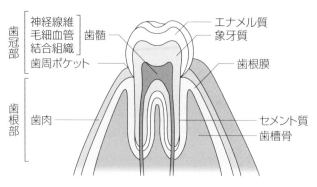

図5-2　歯と歯ぐきのまわり

した 8020 運動が進められている．歯科疾患の予防は，生活習慣病の予防にとって欠かせない要素の一つである．規則正しい生活を送り，全身をよりよい健康状態に保つために，自分自身で口の中の状態を常に知っておくことは，大切である．

b. 食生活

甘いものをできるだけ控えることを心がける．長時間あめをなめたり，砂糖分が含まれた飲料水をだらだら飲んだりすることは，砂糖が歯に接触している時間が長くなるので，歯垢が酸性に傾いている時間も長くなり，歯への障害も大きくなる．また，軟らかい食品を減らして，歯ごたえのある食品を食べることも必要である．軟らかい食品は歯に付着しやすく，かすが歯のすき間に残りやすく，かむ回数が少なくなるので唾液の分泌量も減ってしまう．唾液の中には殺菌成分が含まれていて，各種感染症を防いでいる．

c. 喫 煙

タバコのニコチンやタールは，口腔の粘膜に傷害を与えたり，唾液の分泌を弱めたり，血行を悪くする．また，喫煙によって歯肉が変化して炎症がわかりにくくなり，治療開始が遅れることもある．喫煙者は非喫煙者に比べて，歯周病にかかる危険性が 5 倍という報告もある．

d. 糖尿病

糖尿病や高血圧，腎臓病も歯周病を悪化させる．糖尿病になると，細菌を殺す白血球の働きが弱くなり，高齢者になると唾液の分泌が低下し，歯周病が悪化しやすくなる．

e. 子どもに対する注意点

乳幼児の場合は，歯が生え始めたら，食後に湿ったガーゼなどで歯と歯肉を拭いてあげる．そして，乳歯が生えそろう頃には，自分で歯磨きさせる習慣をつける．特に，一番初めに生える第 1 大臼歯は，むし歯になりやすいので注意する．乳歯のむし歯は，その後から出てくる永久歯がむし歯になりやすく，歯並びを悪くする原因になる．永久歯は 12 歳頃までには生えそろう．

また，小学生のむし歯は砂糖の消費量が増加するに従って急増する．食後のケア（ブラッシング）が大切である．

Q 唾液は毎日，どのくらい分泌されるか？

A 1.5L

—— Tea Time 9 ——

歯肉炎と女性ホルモン

女性ホルモンは歯肉炎を引き起こす因子といわれ，妊娠中は歯肉がはれやすく，閉経後は女性ホルモンが減少することから骨粗鬆症が進み，歯周組織がもろくなりがちである．

G 感染症

1 感染症

a. 最近の感染症

感染症は，国際化時代の変化をよく反映している．従来の「伝染病予防法」，「性病予防法」，「エイズ予防法」が廃止され，1999（平11）年4月，「感染症の予防及び感染症の患者に対する医療に関する法律（感染症法）」が施行された．集団感染の予防に重点をおいた考え方から，個々の国民の予防と医療の積み重ねによって社会全体の感染症を予防するという考え方に転換した．感染症法は，対象とする感染症を，その感染力や罹患したときの症状の重篤性に基づいて分類した（表5-7）．

2009（平21）年に海外で発生した新型インフルエンザ（A/H1N1）は，わが国でも流行したが死亡率は他国と比較して低く，重症化を減少させることができた．このインフルエンザは2011（平23）年4月1日より通常のインフルエンザとして取り扱い，その対策は通常のインフルエンザ対策に移行した．名称はインフルエンザ（H1N1）2009と呼ぶことになった．

そして，2019（令元）年に中国から広まった新型コロナウイルスが2020（令2）年現在，パンデミックと呼ばれる世界的大流行となっている．日本では感染症法に則り「指定感染症」とされた．

b. 感染症対策

感染症が発生するためには，**感染源，感染経路，宿主の感受性**の3要因が必須である．よって，これらの3要因の一つを完全にコントロールすることができれば，感染症予防の目的は達成できる．すなわち，①消毒や検疫などによる**感染源対策**，②上下水道などの環境整備，患者の隔離や手洗いなどによる**感染経路対策**，③予防接種などによる**宿主の感受性対策**の3つが予防の原則となる．実際は対象となる感染症の特性を考慮し，いくつかの対策を組み合わせて実施されている．

c. 感染症の予防

1）手洗い

手洗いは，感染性の微生物が人から人へ移るのを防ぐ有効な手段である．特に，食品を扱う人や他の人と身体が触れる機会が多い人

—— Tea Time 10 ——

パンデミック

感染症の流行は，その規模に応じて，エンデミック（endemic），エピデミック（epidemic），パンデミック（pandemic）と呼ぶ．
パンデミックは，国境などを越え，世界中で流行すること．

表 5-7 感染症の種類（感染症法に基づく分類）

2016 年施行

	感染症名等	性　格
感染症類型	**[1 類感染症]** エボラ出血熱，クリミア・コンゴ出血熱，痘そう，南米出血熱，ペスト，マールブルグ病，ラッサ熱	感染力，罹患した場合の重篤性等に基づく総合的な観点からみた危険性が極めて高い感染症
	[2 類感染症] 急性灰白髄炎，結核，ジフテリア，重症急性呼吸器症候群（SARS），鳥インフルエンザ（H5N1），鳥インフルエンザ（H7N9），中東呼吸器症候群（MERS）	感染力，罹患した場合の重篤性等に基づく総合的な観点からみた危険性が高い感染症
	[3 類感染症] コレラ，細菌性赤痢，腸管出血性大腸菌感染症，腸チフス，パラチフス	感染力，罹患した場合の重篤性等に基づく総合的な観点からみた危険性は高くないが，特定の職業への就業によって感染症の集団発生を起こし得る感染症
	[4 類感染症] E 型肝炎，A 型肝炎，黄熱，Q 熱，狂犬病，炭疽，鳥インフルエンザ（鳥インフルエンザ（H5N1，H7N9）を除く），ボツリヌス症，マラリア，野兎病，その他の感染症（政令で規定）	動物，飲食物等の物件を介して人に感染し，国民の健康に影響を与えるおそれのある感染症（人から人への伝染はしない）
	[5 類感染症] インフルエンザ（鳥インフルエンザおよび新型インフルエンザ等感染症を除く），ウイルス性肝炎（E 型肝炎および A 型肝炎を除く），クリプトスポリジウム症，後天性免疫不全症候群，性器クラミジア感染症，梅毒，麻しん，メチシリン耐性黄色ブドウ球菌感染症，その他の感染症（省令で規定）	国が感染症発生動向調査を行い，その結果等に基づいて必要な情報を一般国民や医療関係者に提供・公開していくことによって，発生・拡大を防止すべき感染症
新型インフルエンザ等感染症	・新型インフルエンザ ・再興型インフルエンザ	新たに人から人に伝染する能力を有することとなったウイルスを病原体とするインフルエンザ 　かつて，世界的規模で流行したインフルエンザであって，その後流行することなく長期間が経過しているものが再興したもの 　両型ともに，全国的かつ急速なまん延により国民の生命・健康に重大な影響を与えるおそれがあると認められるもの
指定感染症	政令で 1 年間に限定して指定される感染症	既知の感染症の中で上記 1～3 類，新型インフルエンザ等感染症に分類されない感染症で 1～3 類に準じた対応の必要が生じた感染症
新感染症	**[当初]** 都道府県知事が厚生労働大臣の技術的指導・助言を得て個別に応急対応する感染症 **[要件指定後]** 政令で症状等の要件指定をした後に 1 類感染症と同様の扱いをする感染症	人から人に伝染すると認められる疾病であって，既知の感染症と症状等が明らかに異なり，その伝染力，罹患した場合の重篤度から判断した危険性が極めて高い感染症

Q 2019 年から広まった新型コロナウイルスによる病名は？

A COVID-19.

Q COVID-19 対策として避けようといわれた「3 密」とは？

A 密集，密閉，密接．

にとって，手洗いは重要である．

2）ガウン，マスク，手袋

　食品を扱う人，医療関係者は，手洗いとともに，ガウン，マスク，手袋をすることが，感染を防ぐ手段として重要である．

3）予防接種

　免疫力を増進させる予防接種は，有効な宿主の感受性対策である．わが国では，予防接種法により乳幼児を中心としてジフテリアやポリオ，麻疹などを定期の予防接種として定めている．

—— Tea Time 11 ——

定期の予防接種
毎年定期的に実施するということではなく，接種の時期（年齢）を定めている．

Q エイズの発祥地はどこか？

A アフリカのサハラ砂漠以南．

2 エイズ

a．エイズ（後天性免疫不全症候群）

　エイズは正式には AIDS（後天性免疫不全症候群）といい，HIV（ヒト免疫不全ウイルス＝通称エイズウイルス）の感染によって引き起こされる．HIV は治療をしなければ，増殖を続け，免疫機能の中心的な役割を担っているリンパ球（白血球の一種）を破壊し，免疫不全状態に陥り，さまざまな感染症や悪性腫瘍などを引き起こす．

　HIV に感染してもすぐにエイズを発症するわけではなく，数年から 10 年間程度の無症状の長い潜伏期がある．無症候性キャリアと呼ばれるこの期間は，普通の生活を送ることができるが，血液検査を受ければ抗体は陽性である．

　HIV に感染した人が，免疫力が低下して日和見感染症を発症した場合をエイズが発症したという．

　日和見感染症以外に悪性腫瘍や神経障害などが出ることもある．

b．感染源

　エイズの感染源となるのは，精液・腟分泌液・血液・母乳などの体液で，その感染経路は，性行為・母子感染・血液感染の３つである．

①性行為による感染：性器，肛門，口を介して

②母から子への母子感染：妊娠，出産，授乳を通して

③血液による感染：注射器の共用（注射の回し打ち），輸血

　日本では，現在献血された血液は厳重な検査により安全性が確保されているが，輸血用血液は，現在の技術水準では極めてまれとはいえ，感染の可能性を完全には排除できない．

c．エイズ感染の増加と広がり

　1981 年に最初のエイズ患者が報告されてから，40 年近くになる．2018 年の時点で，ヒト免疫不全ウイルス（HIV）感染者は

全世界で 3,790 万人である. 2018 年中の新たな感染者数は
170 万人であり. 地域別の感染者は東部・南部アフリカが 2,060
万人と最も多く，次いでアジア・太平洋の 590 万人である. わが
国の患者数の推移を図 5-3 に，世界の感染者数を表 5-8 に示す.

予防は不特定多数の人との性交渉を避け，コンドームを使用する
ことである.

H 精神疾患

精神疾患は近年急増しており，2017（平 24）年には 419 万
人に達している（図 5-4）. うつ病，統合失調症，不安障害が多く，
これらの疾患は患者の QOL の低下，社会的経済的損失が多く，自

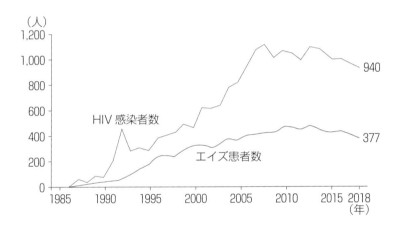

図 5-3　わが国の HIV 感染者・エイズ患者報告数の推移
厚生労働省エイズ動向委員会

注）報告数は凝固因子製剤による HIV 感染を含まない.

表 5-8　世界の地域別 HIV 感染者数（推定中央値）

2018 年末現在

	HIV 感染者推計数（万人） （成人・子ども）
総　　　　　　　　　　　数	3,790
東 部・ 南 部 ア フ リ カ	2,060
ア ジ ア・ 太 平 洋	590
西 部・ 中 央 ア フ リ カ	500
ラテンアメリカ・カリブ海沿岸	224
西 欧・ 中 欧・ 北 ア メ リ カ	220
東 欧・ 中 央 ア ジ ア	170
中 東・ 北 ア フ リ カ	24

UNAIDS（国連合同エイズ計画）

注）各地域を合計しても総数とは合わない.

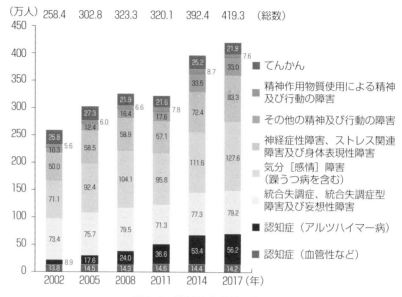

(万人) 258.4　302.8　323.3　320.1　392.4　419.3　（総数）

■ てんかん

■ 精神作用物質使用による精神及び行動の障害

■ その他の精神及び行動の障害

■ 神経症性障害、ストレス関連障害及び身体表現性障害

■ 気分［感情］障害（躁うつ病を含む）

■ 統合失調症、統合失調症型障害及び妄想性障害

■ 認知症（アルツハイマー病）

■ 認知症（血管性など）

図5-4　精神障害者数の推移

厚生労働省「患者調査」

※ 2011 年の調査では宮城県の一部と福島県を除いている.

殺の原因の一つになっている．うつ病などの精神疾患で社会復帰がなかなか進まない人たちに対して，独立行政法人高齢・障害者雇用支援機構が職場復帰支援（リワーク支援）を行っている．また近年，うつ病などの気分（感情）障害やアルツハイマー病などの認知症が増加している.

　以下は，厚生労働省が紹介している精神疾患の概略である.

1 うつ病

　眠れない，食欲がない，一日中気分が落ち込んでいるなど，何をしても楽しめないということが続いている場合，うつ病の可能性が高い．うつ病は，精神的ストレスや身体的ストレスが重なることなど，さまざまな理由から脳の機能障害が起こっている状態である．脳が適切に働いていないので，ものの見方が否定的になり，自分がだめな人間であると捉えてしまう．そのため，普段なら乗り越えられるストレスも，より強く感じてしまうという悪循環が起こる.

　なお，薬による治療とあわせて，認知行動療法も効果が高い．早めに治療を始めるほど，回復が早いようなので，無理はせず，早めに専門機関に相談すること，そしてゆっくり休養をとることが大切である.

② 認知症 ●●●●●●●●●●●●●●●●●●●●●●●●●●●●●●●●●●●

　認知症は，正常に働いていた脳の機能が低下し，記憶や思考への影響がみられる状態である．認知症には，脳の一部が萎縮したことによるアルツハイマー病と，脳の血流量が低下したことによる血管性がある．アルツハイマー病は女性に多く，血管性は男性に多い．血管性は，全体的な記憶障害ではなく，一部の記憶が保たれる「まだら認知症」が特徴であり，症状はアルツハイマー病より，段階的に早く進む傾向がみられている．

　初期は，加齢による単なる物忘れにみえることが多いが，憂うつ，外出を嫌がる，気力がなくなった，被害妄想がある，話が通じなくなった，外出すると迷子になる，お金の計算ができなくなった，などのサインが出てきたときは，専門機関に相談することが勧められる．

③ 統合失調症 ●●●●●●●●●●●●●●●●●●●●●●●●●●●●●●●●●

　統合失調症は，感情や思考がまとまりづらくなり，気分や行動，人間関係などに影響が出てくる．健康なときにはなかった状態が現れる陽性症状と，健康なときにあったものが失われる陰性症状がある．典型的な陽性症状は，幻覚と妄想である．幻覚のなかでも，周りには聞こえない声が聞こえる幻聴が多くみられる．陰性症状は，意欲の低下や感情表現の減少などがある．周囲からみると，独りごとを言っている，実際にはない悪口を言われたなどの被害を訴える，話がまとまらず支離滅裂になる，人と交わらず一人でいることが多くなる，などがサインとして現れる．

　早く治療を始めるほど，回復が早いといわれているので，周囲が様子の変化に気づいたときは，早めの専門機関への相談が大切である．

── Tea Time 12 ──
☕
統合失調症

誤解や偏見の解消を図るため，2003（平15）年度から精神分裂病の用語は統合失調症に変わった．

④ パーソナリティ障害 ●●●●●●●●●●●●●●●●●●●●●●●●●●

　パーソナリティ障害は，大人数の人とは違う反応や行動をすることで本人が苦しんだり，周囲が困惑している場合に診断される．認知（ものの捉え方や思考）や感情，衝動コントロール，対人関係といった広い範囲でパーソナリティ機能の偏りから障害が生じるものである．ただし，「性格が悪いこと」とは一線を画している．パーソナリティ障害には，他の精神疾患を引き起こす可能性があるため，合併した他の疾患が前面に顕在することも多い．

治療を進めるためには，患者と治療スタッフが協力して問題を認識し，対処することが大切である．パーソナリティ障害は，経過中に大きく変化することも報告されており，治療によって改善する可能性が高いことも示されている．

❺ 解離性障害••••••••••••••••••••••••••••••••••••••

　解離性障害は，自分が自分であるという感覚が失われている状態といえる．具体的には，ある出来事の記憶の欠落や，異空間にいる感覚から現実感覚欠如，いつの間にか自分の知らない空間への移動など，さまざまな症状がある．こうしたなかで，自分のなかに複数の人格が現れる状態を多重人格障害（解離性同一障害）という．ある人格が現れているときは，別の人格のときの記憶がないことが多く，生活面でのさまざまな支障が出てくることが多い．

　これらの症状は，つらい体験を自分から切り離そうとするために起こる一種の防御反応と考えられる．治療では，安心できる環境にすること，家族や周囲の人が病気を理解することが大切である．

❻ パニック障害・不安障害••••••••••••••••••••••••••

　不安障害は，その人の状況から考えて不釣り合いなほど強い不安が，慢性的かつ変動的にみられ，本人に大きな苦痛をもたらし，日常生活に支障をきたす．

　パニック障害は，急に動悸やめまい，発汗，窒息感，吐き気，手足の震えといった発作（パニック発作）を起こし，日常生活に支障をきたしている状態である．パニック発作は，自己コントロールできないと感じるほど強い．そのため，再発への不安から，発作の起きやすい場所や状況を避けるようになる．特に電車やエレベーターの中など閉じられた空間では，逃避できないと感じるため，外出ができなくなることもある．

　ストレスや過労を避けるため，自分のペースで取り組むことや周囲がゆっくり見守ることが大切である．治療は薬物療法に合わせて，少しずつ苦手なことに慣れていく心理療法が行われる．

❼ 強迫性障害••••••••••••••••••••••••••••••••••••••

　強迫性障害は，そのことが頭から離れない，わかっていながら何度も同じ確認を繰り返してしまうことで，日常生活に影響が出ている状態である．意思に反して頭に浮かんでしまい，払いのけること

のできない考えを強迫概念，しないではいられなくなる行為を強迫
行為という．不潔に思えて何度も手を洗う，戸締りなど何度も確認
するなどがある．

　精神疾患であることに気づかない人も多い．「考えずにいられな
い」，「しないではいられない」ことで，つらさや不便を感じる場合
は，専門機関に相談することが勧められる．

⑧ PTSD

　PTSD（post traumatic stress disorder：心的外傷後ストレス障害）
は，強烈なショック体験，強い精神的ストレスが大きなダメージと
なり，時間がたってからもその経験に対して強い恐怖感が残ってい
る状態である．震災などの自然災害，火事，事故，暴力や犯罪被害
などがその原因となる．突然，恐怖体験を思い出す，不安や緊張が
続く，めまいや頭痛がある，眠れないなどの症状がある．これらの
症状が何ヵ月以上も続く場合は PTSD の可能性がある．症状は，
出来事の経験から数年経過したのちに出ることもある．

　こうした症状が続いている際は，専門機関への相談が勧められる．

Q 津波のシーンを
みるとめまいなどの
身体症状が出る場合
の精神疾患は？

A PTSD.

⑨ 適応障害

　適応障害は，ある特定の状況や出来事が，その人にとってつらく
耐えがたく感じられ，そのために気分や行動面に症状が現れる．憂
うつな気分や不安感が強くなるため，涙もろさや過剰な心配，神経
過敏が進んだりする．また，無断欠席や無謀な運転，喧嘩，物の破
壊など行動面での症状がみられることもある．

　ストレスの原因となる状況や出来事が明確であるため，その原因
から離れると次第に症状は改善する．しかし，それができない場合
は症状が慢性化することもある．カウンセリングを通して，ストレス
フルな状況に適応する力をつけることも有効な治療法である．

⑩ 依存症

　依存症には，アルコール依存症，薬物依存症，ギャンブル依存症
などがある．

a. アルコール依存症

　アルコール依存症は，大量のアルコールを長期にわたって摂取し
続けたことにより，アルコールを摂取せずにはいられなくなった状
態である．その影響が精神的にも身体的にも現れ，仕事や日常生活

── Tea Time 13 ──
☕

ダルク（DARC）
Drug Addiction
Rihabilitation Center の
略で，薬物依存症から
の回復を支援している．

にも支障が出てくることもある．またアルコールが抜けるとイライラや神経過敏，不眠，頭痛，吐き気，手のふるえ，発汗，頻脈，動悸などの離脱症状が現れるため，それを抑えるために繰り返しアルコールを摂取してしまうことが起こる．

アルコール依存症は，本人が認めにくい傾向があり，断酒をしてもその後に一度でも摂取すると元に戻るため，強い意志が必要となる．そのため，本人が積極的に治療に取り組むことや周囲の人のサポートが大切となる．

b. 薬物依存症

薬物依存症は，大麻や麻薬，シンナーなどの薬物を繰り返し使いたい，使っていないと不快になるため使い続ける，やめようと思ってもやめられない，という状態である．日常生活にも支障をきたし，薬物を入手するためになりふり構わなくなることも起こる．薬物への欲求が我慢できなくなる精神的依存，薬物がなくなると不快な離脱症状が現れる身体的依存がみられる．また，身体が薬物に慣れてくるため，同じ効果を求めて薬物の量が増加することも起きてくる．

一度やめても，再度手を出してしまうことが多いため，薬物を断った後は，断ち続ける強い意志が必要となる．

⑪ 摂食障害 ●●●●●●●●●●●●●●●●●●●●●●●●●●●●●●●●●●●●●

Q 摂食障害の種類は？

A 神経性やせ症と過食症．

摂食障害には，食事をほとんどとらなくなる神経性やせ症と，極端に大量の食事をとる過食症がある．神経性やせ症では，食事量の減少による体重の極端な減少，それに伴う月経停止などの身体症状がある．神経性やせ症では，食事量に増加による体重の増加，嘔吐，過食への後悔による憂うつなどの症状がある．神経性やせ症から過食症，またはその繰り返しになることもある．

神経性やせ症は「やせたい」という強い思いがあるため，本人は治療を拒絶する傾向があるが，低栄養からさまざまな体調不良につながり，最終的には死にもつながるため，治療の重要性を伝えることが重要である．摂食障害は，ストレスが原因となっていることも多く，周囲の人の理解やサポートが大切である．

⑫ てんかん ●●●●●●●●●●●●●●●●●●●●●●●●●●●●●●●●●●●●●●

てんかんは，突然意識を失って反応がなくなるので「てんかん発作」を繰り返し起こす．乳幼児期から高齢者までどの年齢でも発症する可能性がある．発作は基本的に一過性であり，発作終了後には

元の状態に回復するのが特徴である.

脳腫瘍や頭部外傷後遺症など，原因が明らかな場合は「症候性てんかん」，一方で原因不明の場合は「突発性てんかん」と呼ばれる.

治療法は抗てんかん薬の服用であり，大部分の発作はコントロールされ通常の社会生活を支障なく送ることができるが，一部に複数の抗てんかん薬の調整や外科治療を必要とする難治性のてんかんもある.

■ 自　殺

自殺死亡数の年次推移をみると，1899（明32）年の5,932人から1936（昭11）年の15,432人になるまで増加傾向を示したが，1937年から戦時中までは減少傾向となった. 戦後は再び増加傾向となり，1954〜1960年には2万人を超え，1955（昭30）年前後と1985（昭60）年前後に2つの山を形成した. 1998（平10）年からは急増して3万人を超えるようになったが，2010（平22）年以降は9年連続の減少となり2018（平30）年には20,840人であった. 自殺率は男性のほうが女性より高い. 働く男性に過度の負担がかかっていて，失業や離婚のときに孤立しやすいこと，男性のほうが女性より他人に相談しにくいことなどが指摘されている. また2018（平30）年は，50歳代，80歳以上で高率である.

わが国の自殺者の推移を図5-5，国際比較を表5-9に示した. わが国は世界のなかで，男性が15番目，女性が4番目に多く，女性の自殺死亡率の高さが目立っている.

年齢階層別にみると，男性は1995年前後に15〜34歳の階級，1985年前後は35〜54歳の階級，1998年以降は45〜64歳の階級がそれぞれ山を形成している. 1998〜2009年の自殺の要因は不況によるものと推測されている. 2018年の自殺の原因および動機は第1位が健康問題，第2位は経済・生活問題，第3位が家庭問題，第4位が勤務問題の順になっている. 自殺者のなかには集団自殺をするケースがあり，社会への影響が大きい. また子どもの自殺と学校でのいじめの問題があるが，学校側のいじめの把握が不十分であることが指摘されていて，いじめによる子どもの自殺は後を絶たない.

Q 自殺率が高いのは男性？女性？

A 男性のほうが2倍以上高い.

Q 自殺死亡率の低い都道府県は？

A 1位：徳島県
2位：神奈川県
3位：京都府

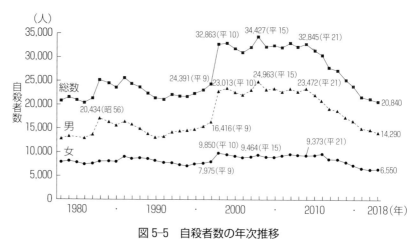

図 5-5　自殺者数の年次推移
警察庁自殺統計原票データより厚生労働省作成

表 5-9　性・年齢階級別自殺死亡率（人口 10 万対）の国際比較

	日本 ('16)	カナダ ('13)	アメリカ合衆国 ('15)	韓国 ('15)	フランス ('14)	ドイツ ('15)	ハンガリー ('15)	イタリア ('14)	ロシア ('13)	スウェーデン ('15)	イギリス ('15)	オーストラリア ('15)
男	24.1	17.2	21.5	37.5	21.4	18.4	33.8	10.9	35.8	17.5	11.6	19.4
5～14歳	0.8	0.8	1.2	0.7	0.3	0.2	0.0	0.2	1.5	0.5	0.1	0.4
15～24	17.2	12.7	19.4	11.8	7.3	8.3	10.3	5.5	31.1	10.9	9.0	17.5
25～34	27.0	17.8	24.6	22.2	17.5	13.5	16.8	8.6	48.3	16.9	13.5	24.0
35～44	26.3	20.9	25.8	36.9	26.7	16.2	33.3	11.0	46.5	17.3	17.7	29.0
45～54	32.2	28.4	30.1	48.5	33.4	21.2	54.8	13.1	44.0	27.1	18.6	31.0
55～64	30.2	23.6	28.9	56.2	28.8	24.0	61.1	13.3	36.9	27.4	15.8	20.1
65～74	26.0	16.9	26.1	71.3	25.4	24.9	50.5	15.0	44.9	21.0	10.7	18.8
75歳以上	31.9	22.9	38.7	140.7	59.0	49.6	83.2	26.1	65.9	33.7	12.4	26.9
女	9.9	5.6	6.2	15.5	6.7	6.5	9.8	3.0	6.5	6.8	3.6	6.2
5～14歳	0.5	1.1	0.8	0.6	0.3	0.4	0.2	0.3	0.8	0.9	0.2	0.6
15～24	6.7	6.1	5.3	8.0	2.5	3.2	2.2	1.6	6.0	6.5	2.6	7.2
25～34	9.4	5.5	6.6	17.1	4.3	3.8	5.1	2.2	6.7	7.9	4.1	6.8
35～44	9.9	7.4	8.4	17.0	7.1	5.5	7.8	3.3	6.9	6.7	4.5	8.5
45～54	11.8	8.5	10.7	15.9	10.9	7.9	14.6	4.5	6.7	9.3	6.0	9.9
55～64	11.7	7.8	9.6	15.6	10.5	8.4	16.7	3.8	5.6	8.9	5.2	7.1
65～74	13.1	4.3	5.6	22.6	9.7	9.8	12.4	3.6	8.3	9.4	3.3	5.3
75歳以上	13.5	4.5	4.5	43.6	11.5	11.9	20.6	3.9	15.7	7.8	3.5	5.9

厚生労働省「人口動態統計」
WHO "Health statistics and health information systems「Mortality Database」"

2006 年に自殺対策基本法が施行され，その後自殺予防総合対策センター（2016 年より自殺総合対策推進センター）が設置されている．

　予防については原因が多岐にわたるため，早期にそれぞれ適切な助言や指導を受け，問題解決を図ることが重要である．

6 健康管理の進め方

A 健康管理の体系

　一般的に健康管理は，集団の属性の特性の違いにより，家庭・地域，学校，職場など，集団を対象とした組織的活動として行われる．その対象は，ライフステージごとに区分することもできる．健康管理は，科学的に効果が認められ，かつ，社会的にも受け入れられる方法でなくてはならない．

　健康管理活動とは，社会的資源（利用者がニーズを充足したり問題を解決したりするために用いる各種の制度，施設，機関，設備，資金，物質，法律，情報，集団，個人の有する知識や技術などの総称）を有効活用し，保健医療活動や福祉や環境衛生などの諸活動との提携によって，費用対効果も考慮して自主的な健康生活の確立を支援することである．

1 健康管理活動の際の留意点 ・・・・・・・・・・・・・・・・・・・・・・・・・・

　健康管理活動におけるデータには，医療情報などプライバシーにかかわる個人情報が多く含まれるので，個人情報保護に向けて取り扱いには十分な配慮が必要である．情報化の急速な進展により，個人の権利利益の侵害の危険性が高まったことから，2005（平17）年に「個人情報の保護に関する法律（個人情報保護法）」が施行された．そこには研究者が遵守すべき統一的なルールが記されており，2017（平29）年には用語の定義の見直しが行われた．

　健康管理は，科学的なエビデンスに基づいた情報を基本として，これまで医師，歯科医師，薬剤師，保健師，看護師など医療の専門家が主導的に行ってきた．しかし，感染症から生活習慣病に疾病構造が変化してきた状況を踏まえ，今後は自分自身や周りの人々の健

康を自律的に管理していけるように，健康増進に関する知識やスキルなどの資質や能力の向上が望まれる．

また，感染症から生活習慣病に疾病構造が変化してきたとはいえ，COVID-19のような新興の感染症にも適切に対応する必要がある．未知の感染症が発生した場合，感染防止と経済活動のバランスをとることは容易ではないが，情報を分析し，冷静な判断と行動を心がけることが重要である．

② ヘルスリテラシー

ヘルスリテラシーとは，健康情報を入手し，理解し，評価し，活用するための知識，意欲，能力である．すなわち，日常生活におけるヘルスケア，疾病予防，ヘルスプロモーションについて判断したり意思決定をしたりして，生涯を通じて生活の質（QOL）を維持・向上させることができる能力のことを指す．ヘルスリテラシーは，医療者−患者コミュニケーション，マスコミ・インターネットなどによる健康医療のメディアコミュニケーション，ヘルスキャンペーンなどを推進するにあたって常に考慮すべき重要な要素である．

ヘルスリテラシーが不十分であると，死亡率の上昇，医療費の増加，職場での怪我の発生など，健康に関連したさまざまな悪影響がもたらされることが明らかになりつつある．

より多くの人々のヘルスリテラシーをいかに向上させるかが今後の公衆衛生上の大きな課題と考えられる．

③ 計画−実施−評価の体系

健康管理は，まず問題の抽出と分析に始まり，次いで**計画・企画を作成し**（plan），その**計画を実施・実行し**（do），その**結果の評価**（see）が行われる．そして，実施の前・中・後期の各段階での評価において**フィードバック・システム**（問題が生じれば前の段階までさかのぼって修正を行い，次の段階に再び進む）が機能しなければならない．

a. プリシード・プロシード（PP）モデル

保健プログラムの企画・評価モデルであるプリシード・プロシード（PP）モデルを図6-1に示す．PPモデルは，個人や集団，地域において，健康にかかわる行動を自発的に変えていくことを実現するためのモデルであり，9つの段階で構成されている．

・第1段階（社会診断）：対象集団が自分自身のニーズやQOLを

── Tea Time 1 ──

プリシード

教育・環境の診断と評価のための準備，強化，実現の要因．先行するの意．

プロシード

教育・環境の開発における組織的な要因．続行するの意．

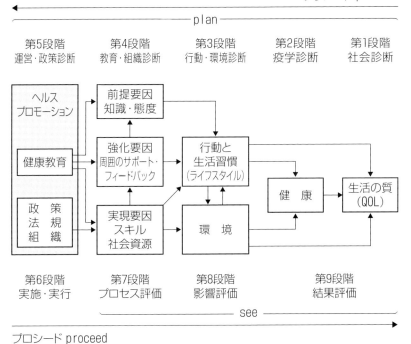

図 6-1　プリシード・プロシード（PP）モデル

どう考えているのかを知る段階
・第 2 段階（疫学診断）：健康目的を具体的に特定する段階
・第 3 段階（行動・環境診断）：健康問題の原因となっている行動
　要因と環境要因を特定する段階
・第 4 段階（教育・組織診断）：行動・環境目的を達成させるために，
　具体的に変えていかなくてはならない要因を特定する段階
・第 5 段階（運営・政策診断）：プログラムに必要な予算や人材な
　どの資源とプログラム実施の際の障害などを明らかにする段階
・第 6 ～ 8 段階（実施と評価）：実施がある程度進んだところでプ
　ロセス評価・影響評価を行う段階
・第 9 段階（結果評価）：最終的なプログラムの効果を評価する段階.

B 健康教育

① 健康教育の考え方 ••••••••••••••••••••••••••••••••

　健康教育は，健康に関する正しい知識の普及を図ることにより，
“自らの健康は自ら守る” という認識と自覚を高め，生活習慣病の

予防や健康の保持増進を目指すものである．WHO では，「健康教育とは，健康に関する知識，態度，行動などについての個人や集団および地域社会などが持つすべての経験を活用して，住民の知識，態度，行動などを変容させる努力や過程」としている．

2 健康教育のねらい

a. 知識の理解

健康に関する正しい知識を普及し，対象の個人や集団がそれを習得し，理解を深めること（例：喫煙と肺がん発生との関連や受動喫煙の害などについて知ること）．

b. 態度の変容

日常生活において，健康に関する知識を広げ，望ましい態度をとる努力をするようにすること（例：タバコの有害性に関心を持ち，禁煙に努力すること）．

c. 行動の変容

健康づくりの観点で好ましい行動を実生活において実践すること．あるいは，好ましくない行動をやめること（例：タバコの有害性を認識し，実際に禁煙すること）．

C 健康相談

Q 健康教育のねらいとは？

A ①知識の理解，②態度の変容，③行動の変容

健康相談とは，自ら健康上の問題意識を持った国民に対し，医師，保健師，管理栄養士などの専門家が個別的に必要な情報や助言，指示を行い，家庭，学校，職場での健康管理に役立たせるものである．健康相談の方法としては，相談，面接（**カウンセリング**）が基本となる．面接方法の基本としては，①よく観察する，②受け入れの姿勢，③よく聞く，④問題を明確にして整理する，⑤解決法を考えさせる，ことが大切である．

一方，**保健指導**とは，専門家が対象者の健康上の問題を認識し，情報，助言，指示を与える活動をいう．

D 集団健康診断と集団検診

Q 集団健康診断は何次予防か？

A 二次予防（早期発見）

集団健康診断（健康診査）や**集団検診**（検診）は，地域，学校，職場における疾病の早期発見を目的としている．健康診断や検診はいずれも医師の判断が必須となる．健康診断は多項目のスクリーニ

ングを，また**検診**は単項目のスクリーニングを意味している．生活習慣病の予防・改善が健康管理の主要な課題となった今日，健康診査や検診は対象集団や個人の健康情報収集，ならびに健康教育の場ともなっている．そのねらいは，早期治療を必要とする疾病の早期発見を目指すとともに，受診後における栄養や運動などの保健指導と健康管理のための正しい知識の普及を図り，受診者の健康増進への自覚を高めることにある．

一方，スクリーニングにより疾病を早期発見できたとしても，有効な治療法がない場合や，極めて高額な治療費がかかる場合もある．医療技術の進歩は，新たな診断・治療法によって今まで見過ごされていた疾病の発見，延命療法の高度化，および高額治療の実施などにつながることもあり，医療倫理面および医療経済的な観点で今後検討すべき課題も多い．

E スクリーニング

1 スクリーニングの定義 ⋯⋯⋯⋯⋯⋯⋯⋯⋯⋯⋯⋯

集団検診における**スクリーニング**は，一見健康であるものの疾患・異常のある者（一定の基準で異常とされる者）を正常者から区別するための検査である．

WHOは，スクリーニングを「速やかに実施できる試験，検査，その他の手技を用いて，無自覚の疾病または欠陥を暫定的に識別すること」としている．スクリーニング検査は早期治療対策の効率の向上が目的の一つであるため，以下の条件を満たす必要がある．

①対象となる疾患が重大な結果につながること
②短時間になるべく多くの人を対象に，迅速，簡便，かつ安価に実施できること
③無症状期または潜在期が存在すること
④適切な治療法があること
⑤精神的・肉体的に負担の少ない臨床検査や質問調査などを用いること
⑥精度（敏感度と特異度）の高い識別率（有効性と信頼性）が確立されていること

なお，わが国で実施されているスクリーニング検査を表6-1に示す．

表 6-1　わが国で実施されているスクリーニング検査

地域	妊産婦健康診査（妊娠前半期, 後半期）, B型肝炎対策事業（キャリア妊婦および出生児）, 先天性代謝異常（フェニルケトン尿症, メープルシロップ尿症, ホモシスチン尿症, ガラクトース血症, 先天性副腎形成症, クレチン症, 神経芽細胞腫）, 乳幼児健康診査（3～6ヵ月, 9～11ヵ月）, 1歳6ヵ月児健康診査, 幼児心臓検診, がん検診（子宮頸がん, 子宮体がん, 乳がん, 大腸がん, 胃がん, 肺がん）, 生活習慣病検診（高血圧, 糖尿病, 心電図, 肝機能検査, 腎機能検査, 貧血検査, 血清脂質検査, その他）, 結核検診, 基本健康診査
学校	定期健康診断
職場	特殊健康診断（じん肺, 鉛, 有機溶剤, 特定化学物質, その他）, 定期健康診断, 生活習慣病検診

❷ 検査法の精度を示す指標・・・・・・・・・・・・・・・・・・・・・・・・・・・・

検査法の評価には信頼性と妥当性がある. 信頼性とは所見や判定に再現性があるかどうかということであり, 妥当性とは検査の成績が適切かどうかということである. 検査法の精度を示す指標を以下に示す.

①敏感度（感度）sensitivity：大きいほど有効な検査

②特異度 specificity：大きいほど有効な検査

③偽陽性率 false positive：取り込みすぎ, 小さいほどよい

④偽陰性率 false negative：取りこぼし, 小さいほどよい

⑤陽性予測値 positive predictive value：大きいほどよい検査

⑥陰性予測値 negative predictive value：大きいほどよい検査

妥当性の評価としては感度, 特異度などがある. 敏感度とは, ある検査が「病人」を正しく判定する割合である. 特異度とは, その検査が「健常（無病）者」を正しく判定する割合である. 偽陰性率とは, 病気があるにもかかわらず, 検査で「陰性」と判定される割合（1－感度）と計算される. 偽陽性率とは, 病気がないにもかかわらず, 検査で「陽性」と判定される割合で,（1－特異度）と計算される.

陽性予測値とは, ある検査で「陽性」としたもののうち, 真に正しく「病人」を判定する割合である. 陰性予測値とは, ある検査で「陰性」としたもののうち, 真に正しく「無病者」を判定する割合である.

スクリーニングテストの概念（図6-2）と例題（図6-3）を示す.

		疾患		
		あり（病人）	なし（健常者）	
スクリーニングテスト	陽性（＋）（異常あり）	a（真陽性者）	c（偽陽性者）	a+c（精密検査要）
	陰性（−）（異常なし）	b（偽陰性者）	d（真陰性者）	b+d（精密検査不要）
		a+b（患者総数）	c+d（健常者総数）	a+b+c+d（母集団）

a：スクリーニング陽性（＋）で，精密検査でも真の病人（真陽性者）の数.

c：スクリーニング陽性（＋）でありながら，精密検査では健常者の数.
　※偽陽性者にとっては「余分な心配をさせられた」，「精密検査で余分な費用と時間を費やした」と感じる.

b：スクリーニング陰性（−）でありながら，後日発病した病人の数.
　※偽陰性者にとっては「なんのための検査だったのか？」，「誤診ではなかったのか？」と感じる.

d：スクリーニング陰性（−）で，真の健常者（真陰性者）の数.

スクリーニングの指標

①有病率 $= \dfrac{a+b}{a+b+c+d} \times 100$ （母集団の中に病人が存在する割合，病人／母集団）

②敏感度 $= \dfrac{a}{a+b} \times 100$ （病人が陽性（異常）となる割合，陽性者／病人）

③特異度 $= \dfrac{d}{c+d} \times 100$ （健常者が陰性（健常）となる割合，陰性者／健常者）

④偽陽性率 $= \dfrac{c}{c+d} \times 100$ （健常者を誤って，陽性（異常）と判定する割合）
（偽陽性率 $= 100 -$ 特異度）

⑤偽陰性率 $= \dfrac{b}{a+b} \times 100$ （病人を誤って，陰性（健常）と判定する割合）
（偽陰性率 $= 100 -$ 敏感度）

⑥陽性予測値 $= \dfrac{a}{a+c} \times 100$ （陽性者で精密検査に回ったうちの真の病人の割合）

⑦陰性予測値 $= \dfrac{d}{b+d} \times 100$ （陰性で，かつ真の健常者の割合）

図 6-2　スクリーニングテストの概要

—— Tea Time 2 ——

偽陽性率と偽陰性率

偽陽性率が高い（特異度低い）→要精検者が多い.
偽陰性率が高い（敏感度低い）→見落としが多い.

③ カットオフ値の設定（スクリーニング・レベル）・・・・・

　スクリーニングの結果は実体としては陽性と陰性しかないが，スクリーニングの限界として陽性と陰性が重なる場合が多い．その場合，境界となる値（**カットオフ値**，判別値）を定め，**スクリーニング・レベル**（ふるい分け水準）を決めることになる．図6-4①のような分布ならば簡単にカットオフ値aを決められるが，一般的な正常と異常が混在する分布では，どこをカットオフ値にするかにより信頼性が異なってくる．図6-4②のようにbをカットオフ値

		疾　　患		
		あり（病人）	なし（健常者）	
スクリーニング	（+）陽　性	94	906	1,000
スクリーニング	（−）陰　性	6	8,994	9,000
		100	9,900	10,000

①有病率 $= \dfrac{94+6}{10,000} \times 100 = 1\%$

②敏感度 $= \dfrac{94}{94+6} \times 100 = 94\%$

③特異度 $= \dfrac{8,994}{906+8,994} \times 100 \fallingdotseq 91\%$

④偽陽性率 $= \dfrac{906}{906+8,994} \times 100 \fallingdotseq 9.2\%$

⑤偽陰性率 $= \dfrac{6}{94+6} \times 100 = 6\%$

⑥陽性予測値 $= \dfrac{94}{94+906} \times 100 = 9.4\%$

⑦陰性予測値 $= \dfrac{8,994}{6+8,994} \times 100 \fallingdotseq 100\%$

図 6-3　スクリーニングテストの計算例

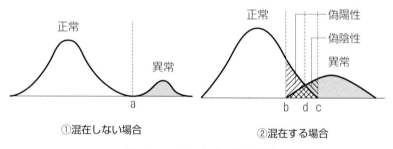

図 6-4　カットオフ値の設定

とすれば，病人は全員病人と診断される（敏感度は高くなる）が，偽陽性者が多くなる．また，ｃをカットオフ値とすれば，健常者は全員健常者と診断される（特異度は高くなる）が，偽陰性者が多くなる．敏感度と特異度との間には，一方を高くすれば他方が低くなるという関係があるので，ある程度の偽陽性，偽陰性者が出ることは避けられないことを理解し，通常はｂとｃの間のどこかをカットオフ値（ｄ）として定めることとなる．

④ スクリーニング検査の有効性 ・・・・・・・・・・・・・・・・・・・

スクリーニング検査の有効性の評価は，最終的には死亡率の減少について科学的根拠に基づいて証明することにある.

有効性（敏感度と特異度が高いこと），信頼性（検査方法による変動，測定者による変動，複数回の検査の不一致が少ないこと）を増すには，偶然誤差（真の値に対して大小ランダムに生じる誤差としてのバラツキ），系統誤差（真の値に対して一定の偏った傾向を持った誤差），バイアス（明らかにしたい真の結果を誤らせる要因）を少なくする必要がある.

偶然誤差を小さくするには，抽出する標本を大きくする（調査対象者を増やす）ことが効果的である. 一方，系統誤差を小さくするには，選択バイアス（研究対象者を選ぶときに起こる偏り），情報バイアス（要因や結果を測定するときに起こる偏り），交絡バイアス（要因とアウトカムの双方に関連する偏り）を減らすことが必要である.

F 疫 学

ある要因と事象（疾病の発生や治療の効果など）の間に関係があると予測される場合には，疫学研究の手法を行い，その関係が偶然によるものなのか，統計学的に意味のある関係なのかを確かめる検討を行う. 疫学は単なる研究ではなく，公衆衛生活動を適切に行うための科学的根拠（エビデンス）を提供する実践的学問といえる.

① 疫学研究の方法 ・・・・・・・・・・・・・・・・・・・・・・・・・・・・・・・

疫学研究の主な方法を以下に示す.

a. 無作為化比較試験（ランダム化比較試験 randomized controlled trial：RCT）

臨床疫学で用いられる介入研究には RCT が用いられる. 無作為に割りつけることにより両者の性質が均等になることが見込まれるため，2 つの群の性質の違いが結果に影響を及ぼす可能性が少なく，非ランダム化比較試験よりも高いエビデンスレベルであるとされている.

b. コホート研究（cohort study）

特定の要因に曝露した集団と曝露していない集団を一定期間追跡

表 6-2 喫煙と肺がんについての症例対照研究の例

		肺がん患者	健常者	合　計
喫　煙	あ　り	480	300	780
	な　し	20	200	220
合計		500	500	1,000

肺がん患者, 健常者各々500人中, 肺がん患者480人, 健常者300人に喫煙歴があった. 両群の発生率, 罹患率, 死亡率などは求められず, 相対危険度や寄与危険度を求めることはできないので, 相対危険度の近似値としてオッズ比を求める.
オッズ比＝(480 × 200) ÷ (300 × 20) ＝ 16
(喫煙する人は喫煙しない人に比べて, 肺がんになる危険性が16倍強いことを示す).

── Tea Time 4 ──

オッズ比 odds ratio
コホート研究や症例対照研究において, ある疾患などへの罹りやすさを2つの群で比較して示す統計学的な尺度

し, 研究対象となる疾病の発生率を比較することで, 要因と疾病発生の関連を調べる観察的研究である. コホート研究には前向き研究と後ろ向き研究がある.

c. 症例対照研究 (case-control study)

ある疾患を持つ患者群とそれと比較する対照群に分けて, 疾患の特徴や疾患の起こる可能性がある要因にさらされているかどうか, また背景因子の違いなどを比較し, 関連を確認するための研究方法である. 表6-2に症例対照研究の例を示した.

d. 横断研究 (cross-sectional study)

ある集団のある一時点での疾病 (健康障害) の有無と要因の保有状況を同時に調査し, 関連を明らかにする研究方法である. 要因と疾病の関連を評価するため, 罹患率でなく有病率が用いられる.

e. 生態学的研究 (ecological study)

分析対象を個人でなく, 地域または集団単位 (国, 県, 市町村) とし, 異なる地域や国の間での要因と疾病の関連を検討する方法である.

なお, 得られた結果の信頼性 (精度) は, a → b → c → d → e の順で高い.

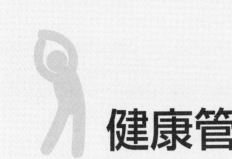

7 健康管理の実際

　1996（平8）年，公衆衛生審議会より，従来用いられてきた「成人病」（悪性新生物，心疾患，脳血管疾患など）の予防には生活習慣の改善が重要であるという視点から，生活習慣病という概念が導入された．これにより，早期発見・早期治療に重点をおいた第二次予防のみならず，健康の保持増進や疾病の予防に重点をおいた第一次予防の重要性がよりクローズアップされるようになってきている．しかしながら，個人の自主的な努力のみでは，健康的な生活の確立には困難と限界がある．健康管理は，そうした個人の自主的な健康的生活の確立を支援していく実践的な活動である．よって，国や地方公共団体などによる支援制度や組織的な活動が不可欠となってくる．

　健康管理の対象は，誰を対象とするのかによって，活動の展開が異なってくる．集団の属性の特性により，家庭・地域の健康管理（地域保健），学校の健康管理（学校保健），職場の健康管理（産業保健）に分けることができる．また，一人の人間のライフステージに視点をおいて，母子の健康管理，児童・生徒等の健康管理，労働者の健康管理，高齢者の健康管理に区分することもできる．

A 地域の健康管理

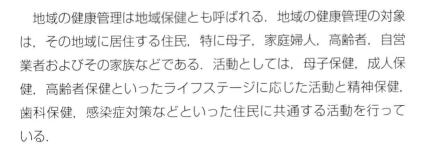

　地域の健康管理は地域保健とも呼ばれる．地域の健康管理の対象は，その地域に居住する住民，特に母子，家庭婦人，高齢者，自営業者およびその家族などである．活動としては，母子保健，成人保健，高齢者保健といったライフステージに応じた活動と精神保健，歯科保健，感染症対策などといった住民に共通する活動を行っている．

地域で重要な役割を果たしてきたのは保健所であるが，1994（平6）年に従来の保健所法に替わり地域保健法が成立し，国・都道府県・市町村の責務が明確に規定され，**市町村保健センター**が法制化された．これにより，住民に身近で頻度の高い母子保健サービスと老人保健サービスは市町村（市町村保健センター）の業務とされ，保健所は広域的，専門的，技術的拠点として機能を強化するとともに，保健・医療・福祉の連携の促進を図る観点から所管区域を見直し，規模の拡大を図ることとなった．2018（平30）年現在の保健所および市区町村の地域保健事業にかかわる常勤職は55,619人であり，そのうち保健師が26,342人と最も多い．

❶ 保健所 ·······························

保健所は，原則として都道府県が設置することになっているが，ほかに政令市や中核市および東京都23特別区も設置できる．2020（令2）年現在，保健所は都道府県立360ヵ所，政令市立や中核市立など86ヵ所，特別区立23ヵ所，合計469ヵ所が設置されている（表7-1）．

a. 保健所の職員

保健所には，医師，歯科医師，薬剤師，獣医師，診療放射線技師，臨床検査技師，管理栄養士・栄養士，保健師など，その業務を行うために必要な職員が配置されている．

また，**保健所長**は医師であって，3年以上の公衆衛生の実務経験を有した者，または国立保健医療科学院の専門課程を修了した者，もしくは前二者に匹敵する技術または経験を有する者とされている．現在，公衆衛生医師の確保がいっそう推進されている．

b. 保健所の業務（表7-2）

保健所は地域における公衆衛生の向上と増進を図るために設置されたものであり，以下の事項について指導やこれに必要な事業を行うとされている．

さらに必要に応じて，①地域保健に関する情報の収集・整理・活用，②地域保健に関する調査と研究，③歯科疾患その他，厚生労働大臣が指定する疾病の治療，④試験・検査を行い，また医師等に試験・検査に関する施設を利用させること，⑤市町村相互間の連絡調整，および市町村の求めに応じた技術的助言等の援助，等の事業を行うことができるとされている．強化すべき機能としては，地域における保健医療福祉に関する情報収集・調査研究機能，企画・総合

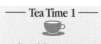

—— Tea Time 1 ——

health center

保健所は health center，市町村保健センターは municipal health center と英語表記される．

表7-1　都道府県別にみた保健所・市町村保健センター数（2020年）

	保健所	市町村保健センター			保健所	市町村保健センター
総　数	469	2,468	三　　重		9	42
			滋　　賀		7	34
北海道	30	162				
青　森	8	32	京　　都		8	52
岩　手	10	52	大　　阪		18	76
宮　城	8	70	兵　　庫		17	70
秋　田	9	42	奈　　良		5	43
			和歌山		8	38
山　形	4	31				
福　島	9	70	鳥　　取		3	25
茨　城	12	69	島　　根		8	36
栃　木	6	39	岡　　山		7	64
群　馬	12	52	広　　島		7	53
			山　　口		8	45
埼　玉	17	87				
千　葉	16	69	徳　　島		6	16
東　京	31	108	香　　川		5	34
神奈川	10	32	愛　　媛		7	51
新　潟	13	87	高　　知		6	36
			福　　岡		19	54
富　山	5	23				
石　川	5	21	佐　　賀		5	33
福　井	6	21	長　　崎		10	35
山　梨	4	32	熊　　本		11	57
長　野	11	105	大　　分		7	40
			宮　　崎		9	31
岐　阜	8	83				
静　岡	9	58	鹿児島		14	67
愛　知	16	66	沖　　縄		6	25

二次医療圏数：厚生労働省医政局指導課調べ
保健所数・市町村保健センター数：厚生労働省健康局地域保健室調べ

調整機能，地域における健康危機管理の拠点としての機能が示されている．

❷ 市町村保健センター

従来，地域における公衆衛生活動の第一線機関として，重要な役割を果たしてきたのは保健所であったが，対人保健分野において多様化，高度化する保健需要に対応するため，厚生省（当時）は1978（昭53）年度より市町村保健センターの整備を推進してきた．その後1994（平6）年より，地域保健法によって市町村保健センターは明確に位置づけられ，健康相談，保健指導，および健

— Tea Time 2 —

検診と健診

検診の場合は検査する対象疾患が1つであるのに対し，健診は健康状態を総合的に診断する．なお，健診は健康診断，健康診査の略である．

表 7-2　地域保健法に基づく保健所の業務

①地域保健に関する思想の普及と向上に関する事項

②人口動態統計その他地域保健に係る統計に関する事項

③栄養の改善と食品衛生に関する事項

④住宅，水道，下水道，廃棄物の処理，清掃その他の環境の衛生に関する事項

⑤医事と薬事に関する事項

⑥保健師に関する事項

⑦公共医療事業の向上と増進に関する事項

⑧母性，乳幼児，老人の保健に関する事項

⑨歯科保健に関する事項

⑩精神保健に関する事項

⑪治療方法が確立していない疾病その他の特殊の疾病により，長期に療養を必要とする者の保健に関する事項

⑫エイズ，結核，性病，伝染病その他の疾病の予防に関する事項

⑬衛生上の試験と検査に関する事項

⑭その他地域住民の健康の保持と増進に関する事項

Q 保健所の設置を規定している法律は何か？

A 地域保健法

康診査，その他地域保健に関して必要な事業を行う拠点として位置づけられた．その数は2020年現在で2,468ヵ所となっている（表7-1参照）．

「地域保健法」の基本的な考え方は，人口の高齢化と出生率の低下，疾病構造の変化，地域住民のニーズの多様化などに対応し，サービスの受け手である地域住民の立場を重視した地域保健を目指すことである．具体的には，低出生体重児，障害児などへのサービス，専門的な栄養指導，集団給食施設などへの指導を除き，それまで保健所が行ってきた妊産婦・乳幼児の保健指導，訪問指導，3歳児健康診査，栄養指導・栄養相談業務を市町村が実施することとなり，それまで市町村で実施してきた老人保健サービスと一体となった健康づくりの体制を整備することとなった．

③ 保健師の活動

a. 都道府県保健所保健師

地域保健の広域的，専門的・技術的拠点としての機能強化の一翼を担う都道府県保健所保健師の活動は次のとおりである．

①保健所内の他職種と協働して，また，管内市町村や関連機関などの協力を得て，広域的な健康課題を把握し，その解決に取り組む．

②精神保健福祉対策，難病対策，結核・感染症対策，エイズ対策，児童虐待予防対策などにおいて専門的な保健サービスを提供する．

③健康危機管理への迅速かつ的確な対応が可能になる体制づくりを行う．

④新たな健康課題に対して，先駆的な保健活動を実施し，その事業化と普及を図る．

⑤生活衛生，食品衛生対策について関連する健康問題の解決を図る．

⑥地域の健康情報の収集・分析・提供を行うとともに調査研究を実施し，各種保健計画の策定に参画し，広域的に関係機関との調整を図りながら，保健・医療・福祉の包括的なシステムの構築を図る．

⑦市町村の求めに応じて，広域的，専門的な立場から，技術的な助言と支援，ならびに連絡調整に努める．

b. 市町村の保健師

　住民の身近な健康問題に取り組む市町村保健師の役割は以下のとおりである．

①健康増進，老人保健，介護予防，母子保健，児童虐待予防，精神保健福祉，障害者福祉などの各分野に係る保健サービスを，関係者と協働して企画・立案し，実施するとともに，その評価を行う．

②住民の参画や関係機関などとの連携の下に，地域特性を反映した各種保健計画を策定し，当該計画に基づいた保健事業を実施する．

③各種保健計画の策定にとどまらず，介護保険事業計画，障害者プラン，街づくり計画などの策定に参画し，施策に結びつく活動を行う．

④保健・医療・福祉などとの連携，調整を図り，地域ケアシステムの構築を図る．

　なお，保健所設置市・特別区の保健師は都道府県保健師と市町村の保健師の活動をあわせて行うこととされている．

c. 活動状況

　図 7-1 に，2018 年度の都道府県保健所と市区町村の保健師の活動状況を示す．市町村の保健師では，直接的なサービス提供である家庭訪問，健康相談，健康教育などの実施と準備，整理などの保健福祉事業が 41.6% を占めている．都道府県保健所の保健師では，市町村の保健師に比べ，地区管理のための情報収集・分析・管理・提供，保健福祉計画の策定と進行管理，保健師活動計画，事業の企

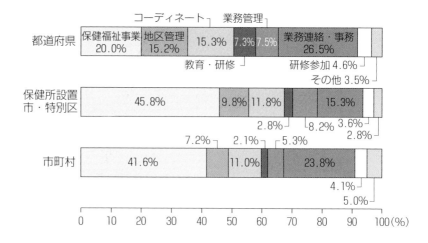

図7-1 保健師の活動状況

厚生労働省「平成30年度保健師活動領域調査」

注1) 保健福祉事業：家庭訪問，健康相談，健康教育等の実施と準備，整理等.
　2) 地区管理：地区管理のための情報収集・分析・管理・提供，保健福祉計画の策定と進行管理，保健師活動計画，事業の企画・管理等.
　3) コーディネート：ケースへのサービスが総合的なものとなるための調整や地域ケア体制構築，整備，維持のための連携・調整.
　4) 業務管理：保健師業務を統括する者の管理的業務.
　5) 業務連絡・事務：業務に関係する連絡や保健福祉事業における助成・交付等の処理事務.

画・管理などの地区管理やケースへのサービスが総合的なものとなるための調整や地域ケア対策構築，整備，維持のための連携・調整などのコーディネートといった企画調整に関する活動が多くなっている.

❹ 健康増進のための施設 ··································

　厚生省（当時）は1988（昭63）年の公衆衛生審議会の「運動を通じて健康づくりを行う施設（健康増進施設）の在り方」を踏まえて，健康増進施設認定規程に基づき，健康増進のための運動を安全かつ適切に行える施設を**運動型健康増進施設**として，健康増進のための温泉利用および運動を安全かつ適切に実施できる施設を**温泉利用型健康増進施設**として認定している．なお，認定期間は10年間である.

　これらの認定は，民間の運動施設を活用して，国民の健康増進のための運動を適切に実施できる場所を提供し，健康増進対策の推進に寄与することを目的に行っている．2020（令2）年現在，運動型健康増進施設が345ヵ所，温泉利用型健康増進施設が22ヵ所，

温泉利用プログラム型健康増進施設が 28 ヵ所認定されている.

　なお，医師の温泉療法指示書に基づいて温泉療法を行った場合の当該施設利用料金は 1990 年から，医師の運動療法処方せんに基づいた運動療法の当該施設利用料金は 1992 年から医療費控除の対象とされている.

B 母子の健康管理（母子保健）

1 母子保健制度の目的と現状

　母子の健康の保持と増進は，次世代の健全な育成の基礎であり，各個人の幸福の基礎である．1965（昭 40）年に**母子保健法**が制定され，生涯を通じた女性の健康の保持と増進は，乳幼児の健全な成長発達のためにも，重要であるとの基本理念の下に，母子保健対策が行われるようになった．この母子保健法に基づき，思春期から妊娠，出産，育児に至る一貫した保健指導，健康診査，医療対策などの**母子保健対策**が行われている．主な母子保健行政のあゆみを表 7-3 に示す.

　妊産婦に対して理解のある社会環境の実現，受動喫煙の防止，各種交通機関における優先席の確保など，社会全体にいっそうの努力が求められる．喫煙や受動喫煙は早産，**低出生体重児**の出産や乳幼児突然死症候群にも関係しているといわれている．また，妊娠，出産後も働き続ける女性が増加していることから，働く女性の妊娠・出産が安全で快適なものとなるよう社会のあらゆる面での環境づくりが重要である.

　2000（平 12）年 11 月には，20 世紀中の母子保健の主要な取り組みとして，妊産婦死亡や乳幼児事故死，思春期における健康問題，児童虐待など親子の心の問題解決と，小児医療や地域母子保健活動の水準を維持するために「**健やか親子 21**」が策定された（p.45 参照）．2014（平 26）年には「**健やか親子 21（第 2 次）**」が策定され，「すべての子どもが健やかに育つ社会」の実現に向けて，3 つの基盤課題と 2 つの重点課題が示された（表 7-4）.

　2004（平 16）年 12 月には，「子ども・子育て支援プラン」が策定された．その計画は，若者の自立や働き方の見直しなども含めた幅広い分野で具体的な目標を設定し 2009（平 21）年度までの 5 年間に周産期や乳幼児期の安全が確保され，全国どこでも

表 7-3　主な母子保健行政のあゆみ

昭 12 （'37）	保健所法，母子保護法
17 （'42）	妊産婦手帳制度の創設
22 （'47）	児童福祉法公布（昭 23 年 1 月施行）
23 （'48）	妊産婦・乳幼児の保健指導，母子衛生対策要綱
29 （'54）	育成医療
33 （'58）	未熟児養育医療と保健指導，母子健康センターの設置
36 （'61）	新生児訪問指導，3 歳児健康診査
40 （'65）	母子健康法公布（昭 41 年 1 月施行）
43 （'68）	母子保健推進員制度，先天性代謝異常医療援助
44 （'69）	妊産婦健康診査の公費負担制度，乳幼児の精密健康診査制度
49 （'74）	小児慢性特定疾患治療研究事業
52 （'77）	1 歳 6 か月児健康診査，先天性代謝異常のマス・スクリーニングの実施
55 （'80）	先天性代謝異常症に対する特殊ミルク共同安全開発事業
59 （'84）	神経芽細胞腫検査事業，健全母性育成事業，周産期医療施設整備事業
60 （'85）	B 型肝炎母子感染防止事業
62 （'87）	1 歳 6 か月児精密健康診査
平 2 （'90）	3 歳児健康診査視聴覚検査導入，小児肥満予防教室，思春期教室，地域母子保健特別モデル事業
3 （'91）	思春期における保健，福祉体験学習事業，周産期救急システムの整備充実
4 （'92）	出産前小児保健指導（プレネイタル・ビジット）事業 病児デイケアパイロット事業
6 （'94）	病後児デイサービスモデル事業，共働き家庭子育て休日相談等支援事業，地域保健法公布 エンゼルプラン（緊急保育対策等 5 ヵ年事業）策定
8 （'96）	不妊専門相談センター事業，女性健康支援事業，総合周産期母子医療センターの運営費，乳幼児発達相談指導事業，都道府県母子保健医療推進事業
10 （'98）	乳幼児健康支援一時預り事業を開始
11 （'99）	新エンゼルプラン策定 周産期医療ネットワークの整備
12 （'00）	児童虐待防止市町村ネットワーク事業 休日検診・相談等事業 新生児聴覚検査 「健やか親子 21」策定
13 （'01）	乳幼児健診における育児支援強化事業
14 （'02）	「小児慢性特定疾患治療研究事業の今後のあり方と実施に関する検討会」報告書
15 （'03）	食育等推進事業 少子化社会対策基本法の成立 次世代育成支援対策推進法の成立 神経芽細胞腫検査事業の休止を決定 厚生科学審議会生殖補助医療部会「精子・卵子・胚の提供等による生殖補助医療制度の整備に関する報告書」

平 16（'04）	特定不妊治療費助成事業を開始 少子化社会対策大綱を閣議決定 「子ども・子育て応援プラン」策定
17（'05）	小児慢性特定疾患治療研究事業を児童福祉法に位置づけ 「健やか親子 21」中間評価
19（'07）	「子どもの心の診療医」の養成に関する検討会報告書
20（'08）	子どもの心の診療拠点病院機構推進事業
21（'09）	妊産婦ケアセンター運営事業（23 廃止） 「健やか親子 21」第 2 回中間評価
22（'10）	子ども・子育てビジョン策定
23（'11）	タンデムマス法を用いた新生児スクリーニング検査の導入， 母子健康手帳に関する検討会報告書
24（'12）	便カラーカードの母子健康手帳への導入，児童虐待防止医療 ネットワーク事業
25（'13）	未熟児養育医療および未熟児訪問指導の市町村への権限委譲
26（'14）	「母体血を用いた新しい出生前遺伝学的検査」の臨床試験開始 不妊に悩む方への特定治療支援事業のあり方に関する検討会 報告 「健やか親子 21」最終評価報告 慢性疾患を抱える子どもとその家族への支援のあり方（報告） 「健やか親子 21（第 2 次）」検討会報告 妊娠・出産包括支援モデル事業 児童福祉法を一部改正し，小児慢性特定疾病治療研究事業の 見直し
27（'15）	小児慢性特定疾病の対象疾病拡大 小児慢性特定疾病児童等自立支援事業の開始 子育て世代包括支援センター本格実施
28（'16）	子育て世代包括支援センター法定化（平成 29 年 4 月施行）
29（'17）	「健やか親子 21（第 2 次）」中間評価
30（'18）	成育基本法公布（令元年 12 月施行）
令元（'19）	母子保健法改正（産後ケア事業の法定化）

「国民衛生の動向」2018/2019 年

表 7-4 「健やか親子 21（第 2 次）」の 3 つの基盤課題と 2 つの重点課題

3 つの基盤課題	A	切れ目ない妊産婦・乳幼児への保健対策
	B	学童期・思春期から成人期に向けた保健対策
	C	子どもの健やかな成長を見守り育む地域づくり
2 つの重点課題	①	育てにくさを感じる親に寄り添う支援
	②	妊娠期からの児童虐待防止対策

子どもが病気の際に適切に対応できるように小児医療体制の充実な
どが盛り込まれた．

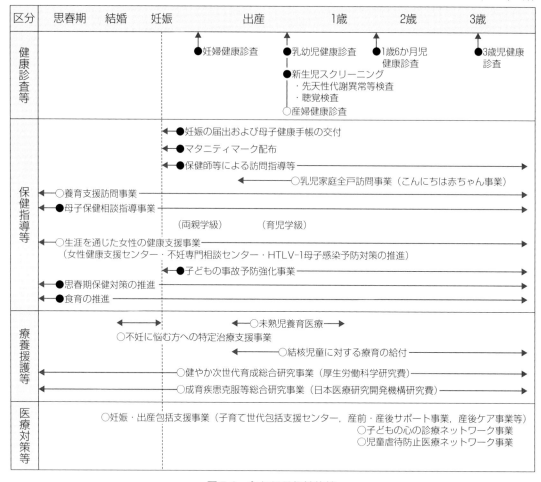

区分	思春期	結婚	妊娠	出産	1歳	2歳	3歳

健康診査等
- ●妊婦健康診査
- ●乳幼児健康診査
- ●1歳6か月児健康診査
- ●3歳児健康診査
- ●新生児スクリーニング
  - ・先天性代謝異常等検査
  - ・聴覚検査
- ○産婦健康診査

保健指導等
- ●妊娠の届出および母子健康手帳の交付
- ●マタニティマーク配布
- ●保健師等による訪問指導等
- ○乳児家庭全戸訪問事業（こんにちは赤ちゃん事業）
- ○養育支援訪問事業
- ●母子保健相談指導事業
- （両親学級）　（育児学級）
- ○生涯を通じた女性の健康支援事業
  - （女性健康支援センター・不妊専門相談センター・HTLV-1母子感染予防対策の推進）
- ●子どもの事故予防強化事業
- ●思春期保健対策の推進
- ●食育の推進

療養援護等
- ○未熟児養育医療
- ○不妊に悩む方への特定治療支援事業
- ○結核児童に対する療育の給付
- ○健やか次世代育成総合研究事業（厚生労働科学研究費）
- ○成育疾患克服等総合研究事業（日本医療研究開発機構研究費）

医療対策等
- ○妊娠・出産包括支援事業（子育て世代包括支援センター，産前・産後サポート事業，産後ケア事業等）
- ○子どもの心の診療ネットワーク事業
- ○児童虐待防止医療ネットワーク事業

図 7-2　主な母子保健施策
「国民衛生の動向」2019/2020 年

注）○国庫補助事業，●一般財源による事業

わが国の主な母子保健施策を図 7-2 に示した.

❷ 妊産婦と幼児の保健指導 ･･････････････････････････

a. 妊娠届と母子健康手帳の交付

　女性は妊娠したら，市町村長に届出をし，**母子健康手帳**の交付を受ける. 妊産婦および乳幼児は，健康診査や保健指導を受けたときは，それに記載を受けなければならない. また，予防接種を受けた場合には母子健康手帳に必要な事項を記入する.

b. 妊産婦および乳幼児の保健指導

　妊娠・出産・育児に関する保健指導は，主に市町村で行う. 妊産婦，新生児，低出生体重児に対しては，必要に応じて医師，助産師，

保健師が家庭を訪問して保健指導を行う.

c. 妊娠中の健康診査

妊娠中の健康診査は，安全な分娩と健康な子どもの出生のために重要であり，妊婦は，一般健康診査を2回，必要に応じて1回の精密健康診査を医療機関において無料で受けることができる.

③ 妊産婦と小児に対する医療援護 ···················

a. 妊娠高血圧症候群，糖尿病，貧血などに対する療養の援護など

妊娠高血圧症候群，妊産婦の糖尿病，貧血，産科的出血，心疾患などの合併症は，妊産婦死亡や周産期死亡の原因，低出生体重児や心身障害の発生の原因となる場合があるため，訪問指導や入院治療などの医療援助を行う.

b. 養育医療

出生時の体重が極めて少ない（2,000g以下）場合や低体温，呼吸器系や消化器系などに異常，強い黄疸がある場合には医療給付を行う.

c. 乳幼児に対する保健指導

新生児・低出生体重児に対して，訪問指導が行われる．新生児が第1子で保護者が育児に未経験である場合や，家庭で養育している未熟児に対しては，保健師，助産師などによる家庭訪問指導が行われる.

出産時の新生児の体重は，その後の発育状況や健康に大きな影響を与える．特に，出生するのに十分な体重を満たさずに生まれてくる場合には，十分なケアが必要となる．従来，こうした体重不足の新生児は未熟児と総称してきたが，1995年からは，ICD-10（国際疾病分類第10版）に従い，新生児用語が変更され，出生体重が，2,500g未満を低出生体重児，1,500g未満を極低出生体重児，1,000g未満を超低出生体重児と呼ぶようになった.

d. 保健所における母子保健事業

保健所は，低出生体重児・障害児への訪問をはじめ，心身に障害のある児童等の療育指導，心身の発達に問題を抱える児のフォローアップ，母子や思春期の健康に関する相談などの支援を行う.

また，小児慢性特定疾患に罹患している児童に対して，家庭訪問を行い，家庭看護，福祉制度の紹介などの指導を行う.

e. 市町村における母子保健事業

妊娠届の受理，母子健康手帳の交付，妊婦の健康診査，両（母）

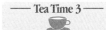

── Tea Time 3 ──

妊娠高血圧症候群
2005年，日本産婦人科学会により妊娠中毒症の新名称として改められた.

親学級，訪問指導，出生届の受理，新生児の訪問指導，乳児の健康診査，幼児の健康診査（1歳6ヵ月児，3歳児），育児学級などを行っている．

f. 小児慢性特定疾患治療研究事業

小児慢性特定疾患治療研究事業は，全額公費負担となっている．対象疾患は，悪性新生物，慢性腎疾患，喘息，慢性心疾患，内分泌疾患，膠原病，糖尿病，先天性代謝異常，血友病など血液疾患，神経・筋疾患などの約500疾患が含まれる．

④ 乳幼児を対象とする健康診査

a. 1歳6ヵ月児および3歳児の健康診査

乳幼児健康診査は，母子保健法第12条および第13条，母子保健法施行規則第2条により実施するもので，「乳幼児の病気の予防と早期発見，および健康の保持・健康の増進」である．市区町村が主体となって，母子保健法で1歳6ヵ月および3歳の健診は無料で行われている．市区町村によっては，1ヵ月，3ヵ月，6〜7ヵ月，9〜10ヵ月の健診が無料で行われているところがある．1歳6ヵ月児健康診査における項目を表7-5に示す．3歳児健康診査における項目は，これに眼の疾病および異常の有無，耳・鼻および咽頭の疾病および異常の有無が加わる．

b. 先天性代謝異常などの早期発見

新生児を対象に知的障害や心身障害の発生を予防するために，尿，血液検査によりマススクリーニング検査が実施されている．対象疾患は，先天性代謝異常や，先天性甲状腺機能低下症（クレチン症）などである．

—— Tea Time 4 ——

マススクリーニング検査

早期に発見し，早期に治療することを目的としている．検査にかかる費用は行政が負担をする．

表7-5 1歳6ヵ月児健康診査の項目

①身体発育状況
②栄養状況
③脊柱及び胸郭の疾病及び異常の有無
④皮膚の疾病の有無
⑤歯及び口腔の疾病及び異常の有無
⑥四肢運動障害の有無
⑦精神発達の状況
⑧言語障害の有無
⑨予防接種の実施状況
⑩育児上問題となる事項
⑪その他の疾病及び異常の有無

C. B型肝炎母子感染防止

妊婦がB型肝炎キャリアの場合，その子どもに肝炎が感染する可能性がある．そのため，妊婦のHBs抗原検査を行って，陽性の者に対して，生後12時間以内にB型肝炎免疫グロブリンとB型肝炎ワクチンの接種を行う．

5 予防接種 ･･･････････････････････････

予防接種の目的は，伝染のおそれがある疾病の発生およびまん延を予防するために公衆衛生の見地から予防接種の実施その他必要な措置を講ずることにより，国民の健康の保持に寄与することと，予防接種による健康被害の迅速な救済を図ることである．

対象疾病にはA類疾病とB類疾病がある（表7-6）．

A類疾病（主に集団予防，重篤な疾患の予防に重点，本人に努力義務，接種勧奨あり）：ジフテリア，百日せき，破傷風，急性灰白髄炎（ポリオ），麻疹（はしか），風疹，日本脳炎，B型肝炎，結核，Hib感染症，小児の肺炎球菌感染症，水痘，ヒトパピローマウイルス感染症（子宮頸がん予防）

2013（平25）年6月より，子宮頸がん予防ワクチンの接種は，副反応のため積極的には勧奨していない．

B類疾病（主に個人予防に重点，努力義務なし，接種勧奨なし）：インフルエンザ，高齢者の肺炎球菌感染症

子宮頸がん予防ワクチン（サーバリックス®，ガーダシル®）は，子宮頸がんを予防するためのワクチンである．子宮頸がんは性交によるヒトパピローマウイルスの感染によって発症する．ワクチンは3回摂取する．

Hibワクチン（アクトヒブ®）は，インフルエンザ菌の感染を防ぐためである．この菌による感染で重篤な細菌性髄膜炎になると，死亡，発育障害，聴力障害の後遺症が残る．乳幼児期に4回摂取する．

小児用肺炎球菌ワクチン（プレベナー13®）は，肺炎球菌の感染を防ぐためである．この菌に感染すると髄膜炎，肺炎，中耳炎などに罹患する．乳幼児期に4回接種する．

その他，任意接種にインフルエンザ，水痘，おたふくかぜ，B型肝炎のワクチンがある．

6 地域保健 ･･･････････････････････････

母子保健サービスは，市町村で策定された母子保健計画などに基

── Tea Time 5 ──

**予防接種を
受けるときは**

1. 体温測定
2. 問診表への記入
3. 保護者の承諾サインが必要である．

表 7-6　定期の予防接種

(2018 年 5 月)

対象疾病（ワクチン）			接種		回数
			対象年齢等	標準的な接種年齢等 [2]	
A類疾病 [1]	ジフテリア 百日せき 破傷風 急性灰白髄炎（ポリオ）	沈降精製百日せきジフテリア破傷風不活化ポリオ混合ワクチン，沈降精製百日せきジフテリア破傷風混合ワクチン，沈降ジフテリア破傷風混合トキソイド，不活化ポリオワクチン [3][4]	1期初回　生後 3 月から生後 90 月に至るまでの間にある者	生後 3 月に達したときから生後 12 月に達するまでの期間	3 回
			1期追加　生後 3 月から生後 90 月に至るまでの間にある者（1 期初回接種（3 回）終了後，6 カ月以上の間隔をおく）	1 期初回接種（3 回）終了後 12 月から 18 月までの間隔をおく	1 回
		沈降ジフテリア破傷風混合トキソイド	2期　11 歳以上 13 歳未満の者	11 歳に達した時から 12 歳に達するまでの期間	1 回
	麻しん 風しん	乾燥弱毒生麻しん風しん混合ワクチン，乾燥弱毒生麻しんワクチン，乾燥弱毒生風しんワクチン	1期　生後 12 月から生後 24 月に至るまでの間にある者		1 回
			2期　5 歳以上 7 歳未満の者であって，小学校就学の始期に達する日の 1 年前の日から当該始期に達する日の前日までの間にある者		1 回
	日本脳炎 [5]	乾燥細胞培養日本脳炎ワクチン	1期初回　生後 6 月から生後 90 月に至るまでの間にある者	3 歳に達した時から 4 歳に達するまでの期間	2 回
			1期追加　生後 6 月から生後 90 月に至るまでの間にある者（1 期初回終了後おおむね 1 年をおく）	4 歳に達した時から 5 歳に達するまでの期間	1 回
			2期　9 歳以上 13 歳未満の者	9 歳に達した時から 10 歳に達するまでの期間	1 回
	B 型肝炎	組換え沈降 B 型肝炎ワクチン	1回目　　　　　　　　　　　2回目　　1 歳に至るまでの間にある者　　　3回目	生後 2 月に至った時から生後 9 月に至るまでの期間	3 回
	結核	BCG ワクチン	1 歳に至るまでの間にある者	生後 5 月から生後 8 月に至るまで（ただし，結核の発生状況等市町村の実情に応じて，標準的な接種期間以外の期間に行うことも差し支えない）	1 回
	Hib 感染症	乾燥ヘモフィルス b 型ワクチン	初回 3 回　生後 2 月から生後 60 月に至るまでの間にある者	初回接種開始は，生後 2 月から生後 7 月に至るまで（接種開始が遅れた場合の回数等は別途規定）	3 回
			追加 1 回		1 回
	肺炎球菌感染症（小児）	沈降 13 価肺炎球菌結合型ワクチン	初回 3 回　生後 2 月から生後 60 月に至るまでの間にある者	初回接種開始は，生後 2 月から生後 7 月に至るまで（接種開始が遅れた場合の回数等は別途規定）	3 回
			追加 1 回	追加接種は，生後 12 月〜生後 15 月に至るまで	1 回
	水痘	乾燥弱毒生水痘ワクチン	1回目　　　生後 12 月から生後 36 月に至るまでの間にある者　　　2回目	1 回目の注射は生後 12 月から生後 15 月に達するまで．2 回目の注射は 1 回目の注射終了後 6 月から 12 月までの間隔をおく	2 回
	ヒトパピローマウイルス感染症 [6]	組換え沈降 2 価ヒトパピローマウイルス様粒子ワクチン，組換え沈降 4 価ヒトパピローマウイルス様粒子ワクチン	12 歳となる日の属する年度の初日から 16 歳となる日の属する年度の末日までの間にある女子	13 歳となる日の属する年度の初日から当該年度の末日までの間	3 回

	対象疾病 （ワクチン）		接種		回数
			対象年齢等	標準的な接種年齢等[2]	
B類疾病[1]	インフルエンザ	インフルエンザHAワクチン	・65歳以上の者 ・60歳以上65歳未満であって，心臓，腎臓または呼吸器の機能に自己の身辺の日常生活が極度に制限される程度の障害を有する者およびヒト免疫不全ウイルスにより免疫の機能に日常生活がほとんど不可能な程度の障害を有する者		毎年度1回
	肺炎球菌感染症（高齢者）	23価肺炎球菌莢膜ポリサッカライドワクチン	ア　65歳の者 イ　60歳以上65歳未満であって，心臓，腎臓または呼吸器の機能に自己の身辺の日常生活が極度に制限される程度の障害を有する者およびヒト免疫不全ウイルスにより免疫の機能に日常生活がほとんど不可能な程度の障害を有する者． 　ただし，イに該当する者として既に当該予防接種を受けた者は，アの対象者から除く． （対象者の詳細は，注の7）を参照）		1回

厚生労働省健康局調べ

注1）平成13年の予防接種法の改正により，対象疾病が「一類疾病」「二類疾病」に類型化され，25年の予防接種法の改正により，「A類疾病」「B類疾病」とされた．両者は国民が予防接種を受けるよう努める義務（努力義務）の有無，法に基づく予防接種による健康被害が生じた場合の救済の内容などに違いがある．

2）標準的な接種年齢とは，「定期接種実施要領」（厚生労働省健康局長通知）の規定による．

3）ジフテリア，百日せき，破傷風，急性灰白髄炎の予防接種の第1期は，原則として，沈降精製百日せきジフテリア破傷風不活化ポリオ混合ワクチンを使用する．

4）DPT-IPV混合ワクチンの接種部位は上腕伸側で，かつ同一接種部位に反復して接種することはできるだけ避け，左右の腕を交代で接種する．

5）平成7年4月2日～19年4月1日生まれの者については，積極的勧奨の差し控えにより接種の機会を逃した可能性があることから，90月～9歳未満，13歳～20歳未満も接種対象としている．同様に，平成19年4月2日～21年10月1日に生まれた者で，22年3月31日までに日本脳炎の第1期の予防接種が終了していない者は，9～13歳未満も1期の接種対象としている．

6）HPVワクチンについては，広範な慢性の疼痛または運動障害を中心とする多様な症状が接種後にみられたことから，平成25年6月以来，この症状の発生頻度等がより明らかになり，国民に適切に情報提供できるまでの間，定期接種の積極的な勧奨を差し控えている．

7）（ⅰ）　対象者から除外される者

　　　　これまでに，23価肺炎球菌莢膜ポリサッカライドワクチンを1回以上接種した者は，当該予防接種を定期接種として受けることはできない．

　　（ⅱ）　接種歴の確認

　　　　高齢者の肺炎球菌感染症の予防接種を行うに当たっては，予診票により，当該予防接種の接種歴について確認を行う．

　　（ⅲ）　予防接種の特例

　　　　平成27年4月1日から31年3月31日までの間，アの対象者については，65歳，70歳，75歳，80歳，85歳，90歳，95歳または100歳となる日の属する年度の初日から当該年度の末日までの間にある者とする．

づく施策が展開されている．少子化，核家族化，母親の社会参加（仕事に従事）などにより，母子保健サービスの必要性は高まっており，児童虐待や殺人など，多くの社会的な問題も発生しており，これらを防ぐため，支援体制の整備が必要である．

7 乳幼児の事故予防 ・・・

Q 0歳児の事故死第1位は何か？

A 窒息

不慮の事故死は，2018（平30）年に人口10万人に対して，0歳児は7.1，1～4歳児は2.1，5～9歳児は1.5であり，0歳児の事故が目立つ．

家庭での入浴中の溺死，交通事故，乳幼児が集まる施設での安全対策管理の不十分さによる事故が後を絶たない．家庭，学校，地域，行政が一体となって事故の防止に取り組まなくてはならない．

C 学校の健康管理（学校保健）

学校の健康管理は，国－（都道府県）－（市町村）－学校という系列で行われている学校保健行政，すなわち国民の健康の保持増進を図るため，学校生活を対象として行う公の活動として実施されている．文部科学省設置法では，学校保健を「学校における保健教育及び保健管理」と定めている．このほかに学校給食なども含まれている．なお，学校保健行政は，国では文部科学省の初等・中等教育局が所管している（図7-3）．地方自治体では，公立学校については各教育委員会が，私立学校については知事部局の私学担当課が担当している．

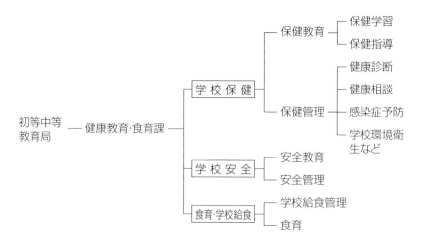

図7-3 健康教育・食育課の所掌事項

1 保健教育

学校教育法に基づく教育活動の保健教育は，保健学習（健康にかかわる学習）と保健指導（健康にかかわる指導）に大別される．

保健学習は，生涯を通じて自らの健康を管理し，改善していくことができるような資質や能力（実践力）の基礎を培うための学習と位置づけられており，小学校では体育科の「保健領域」，中学校では保健体育科の「保健分野」，高等学校では保健体育科の科目「保健」において，学習指導要領に基づき指導されている．また理科，社会，家庭科なども関連教科として位置づけられている．

保健指導は，健康に関する日常の具体的問題に対応するための実践的能力や態度の育成を目指して行われており，学級（ホームルーム）活動や健康安全・体育的行事などの特別活動の場が活用されている．個別に行われる健康上の指導も保健指導の概念に入る．

2 保健管理（健康管理）

学校における保健管理（以下，健康管理）は，学校保健安全法（2009年4月施行）でその目的を，児童，生徒，学生および幼児ならびに職員の健康の保持増進を図り，安全な環境において学校教育の円滑な実施とその成果の確保に資するとしている．その内容は同法令上，健康診断，健康相談，感染症予防，および学校環境衛生を指している．

a. 健康診断

学校保健安全法に基づく健康診断と各実施時期は以下のとおりである．

①就学時の健康診断（就学4ヵ月前，11月30日まで）

健康診断後の事後措置としては，治療の勧告，保健上の助言，就学義務の猶予・免除，また特殊教育諸学校への就学に関する指導などが行われる．

②幼児，児童，生徒，学生の定期・臨時の健康診断（定期は6月30日まで，臨時は必要時）

定期健康診断の検査項目は表7-7のとおりである．

疾病や異常が発見された場合は治療の指示，必要に応じて運動や作業の軽減などの事後措置が行われる．

③職員の定期・臨時の健康診断（学校の設置者が定める適切な時期，臨時は必要時）

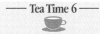

— Tea Time 6 —

保健指導

日常的な保健指導には給食の前，トイレの後，外遊びの後の「手洗い」や「うがい」，「歯磨き」などの指導も含まれる．

Q 定期健康診断の結果，被患率の高いものは何か？

A 小学生はむし歯，中学生・高校生では裸眼視力1.0未満の者

— Tea Time 7 —

臨時の健康診断

感染症が発生，またはそのおそれのあるときなどに行われる．風水害が起きた後も感染症発生のおそれのあるときとされている．

表 7-7　定期健康診断の検査項目と実施学年

(2016 年 4 月現在)

項目	検査・診察方法	発見される疾病異常	幼稚園	小1	小2	小3	小4	小5	小6	中1	中2	中3	高1	高2	高3	大学
保健調査	アンケート		○	◎	◎	◎	◎	◎	◎	◎	◎	◎	◎	◎	◎	○
身長			◎	◎	◎	◎	◎	◎	◎	◎	◎	◎	◎	◎	◎	◎
体重			◎	◎	◎	◎	◎	◎	◎	◎	◎	◎	◎	◎	◎	◎
栄養状態		栄養不良 肥満傾向・貧血等	○	○	○	○	○	○	○	○	○	○	○	○	○	○
脊柱・胸郭 四肢 骨・関節		骨・関節の異常等	○	○	○	○	○	○	○	○	○	○	○	○	○	△
視力	視力表　裸眼の者　裸眼視力	屈折異常，不同視など	◎	◎	◎	◎	◎	◎	◎	◎	◎	◎	◎	◎	◎	△
	視力表　眼鏡等をしている者　矯正視力		◎	◎	◎	◎	◎	◎	◎	◎	◎	◎	◎	◎	◎	△
	視力表　眼鏡等をしている者　裸眼視力		△	△	△	△	△	△	△	△	△	△	△	△	△	△
聴力	オージオメータ	聴力障害	◎	◎	◎	◎	△	◎	△	◎	△	◎	◎	△	◎	△
眼		感染性眼疾患，その他の外眼部疾患，眼位等	◎	◎	◎	◎	◎	◎	◎	◎	◎	◎	◎	◎	◎	◎
耳鼻咽喉頭		耳疾患，鼻・副鼻腔疾患 口腔咽喉疾患 音声言語異常等	◎	◎	◎	◎	◎	◎	◎	◎	◎	◎	◎	◎	◎	◎
皮膚		感染性皮膚疾患 湿疹等	◎	◎	◎	◎	◎	◎	◎	◎	◎	◎	◎	◎	◎	◎
歯および口腔		むし歯，歯周疾患 歯列・咬合の異常 顎関節症症状・発音障害	◎	◎	◎	◎	◎	◎	◎	◎	◎	◎	◎	◎	◎	△
結核	問診・学校医による診察	結核		◎	◎	◎	◎	◎	◎							
	エックス線撮影												◎			◎（1学年（入学期））
	エックス線撮影 ツベルクリン反応検査 喀痰検査等			○	○	○	○	○	○	○	○	○				
	エックス線撮影 喀痰検査・聴診・打診等												○			○
心臓	臨床医学的検査，その他 / 心臓の疾病		◎	◎	◎	◎	◎	◎	◎	◎	◎	◎	◎	◎	◎	◎
	心電図検査 / 心臓の異常		△	◎	△	△	△	△	△	◎	△	△	◎	△	△	△
尿	試験紙法　蛋白等	腎臓の疾患	◎	○	○	○	○	○	○	○	○	○	○	○	○	△
	試験紙法　糖	糖尿病	△	○	○	○	○	○	○	○	○	○	○	○	○	△
その他	臨床医学的検査 その他の検査	結核疾患　心臓疾患 腎臓疾患　ヘルニア 言語障害　精神障害 骨・関節の異常 四肢運動障害	◎	○	○	○	○	○	○	○	○	○	○	○	○	○

注）◎はほぼ全員に実施されるもの
　　○は必要時または必要者に実施されるもの
　　△は検査項目から除くことができるもの

職員への事後措置には，治療の指示や勤務の軽減などがある．

b. 健康相談

学校保健安全法に基づく健康相談の基準は，毎月定期的および臨時に，保健室において，**学校医**または**学校歯科医**が行うものとされている．対象者は，以下のとおりである．

①健康診断または日常の健康観察の結果，継続的な観察と指導を必要とする者
②病気欠席がちの者
③本人または保護者が健康相談の必要を認めた者
④学校行事（修学旅行，遠足，運動会など）に参加させる場合において必要と認めた者

c. 感染症予防

感染症法などの他の法律で規定されているもの以外については，学校保健安全法において特にその予防について定めている．

①出席停止

感染症にかかっている者，その疑いのある者およびかかるおそれのある者の出席を，校長は停止させることができる（表 7-8）．

②臨時休業

感染症予防上必要があるときは，学校の設置者は，臨時に，学校の全部または一部の休業を行うことができる．

③消毒その他適当な処置

d. 学校環境衛生

学校環境衛生には，児童・生徒らの健康増進および学習能率の向上を図る目的がある．そのため学校保健法に基づき 1964（昭 39）年に定められた「学校環境衛生の基準」に沿って飲料水の水質や室内照度などの環境衛生検査，事後措置，日常における環境衛生活動が実施されている．2018（平 30）年の改定では，望ましい室内温度の基準が「17℃以上，28℃以下」とされた．

3 学校給食

学校給食は 1954（昭 29）年学校給食法の施行に基づき，児童生徒の心身の健全な発達に資し，かつ国民の食生活の改善に寄与することを目的として実施されている．

第二次世界大戦後の国民全体の栄養状態が悪かった時代は，特に栄養補給といった**栄養改善**に主眼がおかれて実施されてきた．近年では朝食欠食，孤食，偏食といった食生活の乱れや肥満傾向がみら

> **Q** 感染症にかかっている者，疑いのある者などを出席停止させることができるのは誰か？
>
> **A** 校長

れるようになり，心身への影響が課題となっている．今後は児童生徒が食に関する正しい知識と望ましい食習慣を身につけることができるよう指導していくことが求められる．そのためには，給食指導を給食時間だけにとどめず，学校教育活動全体のなかで食に関する指導として位置づけていく食育の推進が大切である．

表 7-8　学校における予防すべき感染症

(2015 年 1 月改正)

種　類	出席停止の期間の基準	考え方
第一種[*]	エボラ出血熱，クリミア・コンゴ出血熱，痘そう，南米出血熱，ペスト，マールブルグ病，ラッサ熱，急性灰白髄炎，ジフテリア，重症急性呼吸器症候群（病原体がベータコロナウイルス属 SARS コロナウイルスであるものに限る），中東呼吸器症候群（病原体がベータコロナウイルス属 MERS コロナウイルスであるものに限る）および特定鳥インフルエンザ（感染症の予防及び感染症の患者に対する医療に関する法律 6 条 3 項 6 号に規定する特定鳥インフルエンザをいう．なお，現時点で病原体の血清亜型は H5N1 および H7N9）	治癒するまで	感染症法の一類感染症および二類感染症（結核を除く）
第二種 インフルエンザ（特定鳥インフルエンザおよび新型インフルエンザ等感染症を除く）	発症した後 5 日を経過し，かつ解熱した後 2 日（幼児にあっては，3 日）を経過するまで	空気感染または飛沫感染する感染症で児童生徒のり患が多く，学校において流行を広げる可能性が高いもの
百日咳	特有の咳が消失するまでまたは 5 日間の適正な抗菌性物質製剤による治療が終了するまで	
麻しん	解熱した後 3 日を経過するまで	
流行性耳下腺炎	耳下腺，顎下腺または舌下腺の腫脹が発現した後 5 日を経過し，かつ全身状態が良好になるまで	
風しん	発しんが消失するまで	
水痘	すべての発しんが痂皮化するまで	
咽頭結膜熱	主要症状が消退した後 2 日を経過するまで	
結核 髄膜炎菌性髄膜炎	病状により学校医その他の医師において感染のおそれがないと認めるまで	
第三種 コレラ，細菌性赤痢，腸管出血性大腸菌感染症，腸チフス，パラチフス，流行性角結膜炎，急性出血性結膜炎，その他の感染症	病状により学校医その他の医師において感染のおそれがないと認めるまで	学校教育活動を通じ，学校において流行を広げる可能性があるもの

学校保健安全法施行規則などにより作成

＊感染症の予防及び感染症の患者に対する医療に関する法律 6 条 7 項から 9 項までに規定する新型インフルエンザ等感染症，指定感染症および新感染症は，第一種の感染症とみなす．

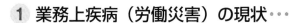

D 職場の健康管理（産業保健）

1 業務上疾病（労働災害）の現状・・・・・・・・・・・・・・・・

わが国の労働災害による死傷者数は，1961（昭36）年をピークに減少し，2019（令元）年には休業4日以上の死傷者数は125,611人，死亡者数は845人であった（図7-4）．業務上疾病（休業4日以上）の発生状況は2018（平30）年に8,684人で（図7-5），主な内訳は負傷に起因する疾病が約72.3%であり，特に災害性腰痛が61.7%と多い（図7-6）．2004〜2006（平成16〜18）年にかけては，石綿（アスベスト）による肺がんと中皮腫が急増したが，2006年をピークに減少傾向となっている．また近年，過労死，精神障害などの労災認定数も急増し2018年は465人となっている．これは，脳・心臓疾患を上回っている．強いストレスなどを感じている労働者の割合が約60%もあることや，自殺者数が2万人ほどいることからも，過重労働の防止やメンタルヘルス対策が重要となっている（図7-7）．

小規模事業場の安全衛生対策支援策が1999年にスタートしたが，従業員50人未満の事業所勤務労働者は全労働者の約6割を占め，いまだ中小企業の労働災害の発生率は大企業と比べ相当高く，労働衛生管理も十分でないという問題がある．

業務上の疾患の範囲は労働基準法施行規則，労災保険の給付概要は労働者災害補償保険法に基づき実施されている（表7-9，図7-7，8）．

—— Tea Time 8 ——

自殺者数

2017年の自殺者数は20,431人であり，減少傾向にあるものの約2万人である．

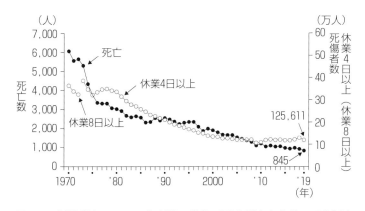

図7-4 労働災害による死傷者数の推移（死亡災害と休業4日以上）
厚生労働省「労働災害発生状況」

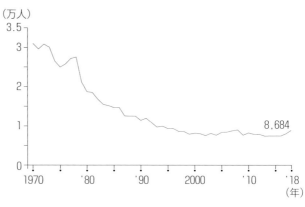

図 7-5　業務上疾病者の推移（休業 4 日以上）
厚生労働省「業務上疾病発生状況等調査」

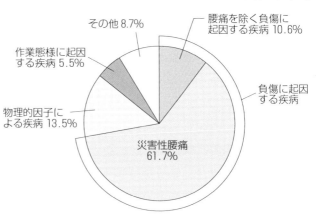

平成30年（'18）

図 7-6　業務上疾病発生状況　2019 年
厚生労働省「業務上疾病発生状況等調査」

> **Q** 業務上疾病で最も多いものは何か？
>
> **A** 災害性腰痛

表 7-9　業務上疾病の範囲

①業務上の負傷に起因する疾病
②物理的因子による疾病
③身体に過度の負担のかかる作業態様に起因する疾病
④化学物質等による疾病
⑤粉じんを飛散する場所における業務によるじん肺症またはじん肺法に規定するじん肺合併症
⑥細菌，ウイルス等の病原体による疾病
⑦がん原性物質もしくはがん原性因子またはがん原性工程における業務による疾病
⑧長期間にわたる長時間の業務その他血管病変等を著しく増悪させる業務による脳出血，くも膜下出血，脳梗塞，高血圧性脳症，心筋梗塞，狭心症，心停止（心臓性突然死を含む）もしくは解離性大動脈瘤またはこれらの疾病に付随する疾病
⑨人の生命にかかわる事故への遭遇その他心理的に過度の負担を与える事象を伴う業務による精神および行動の障害またはこれに付随する疾病
⑩前各号に掲げるもののほか，厚生労働大臣の指定する疾病
⑪その他業務に起因することの明らかな疾病

❷ 労働衛生の３管理•••••••••••••••••••••••••

　職場の健康管理は，厚生労働省労働基準局が所管する産業保健行政により，**労働基準法**（1947年），**労働安全衛生法**（1972年），**作業環境測定法**（1975年）や，じん肺法などに基づき行われて

Q 労働衛生の３管理とは何か？

A ①作業環境管理
　②作業管理
　③健康管理

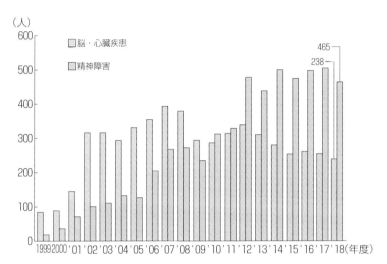

図7-7　脳・心臓疾患および精神障害の労災認定数の推移
厚生労働省「過労死等の労災補償状況」

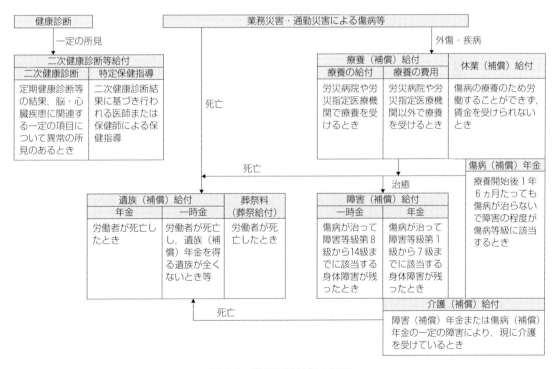

図7-8　労災保険給付の概要
厚生労働省

いる（表 7-10）.

　労働衛生管理を効率的に行うには，事業者の指揮の下，産業医，衛生管理者を中心に，①作業環境管理（有害要因除去による良好な作業環境の確保など），②作業管理（不適当な作業条件除去，作業姿勢の見直し，マスク，耳栓，手袋，安全靴など），③健康管理（健康診断，健康指導など）の**労働衛生の3管理**を統合的に実施する必要がある.

　単に法令に違反しない措置を講ずるのみでなく，労働衛生教育の徹底や，リスクアセスメントとリスク低減のための労働安全衛生マネジメント（OSHMS）に従い，PDCAサイクル：ニーズを把握し，目的・目標を定め実施計画を作成（plan）－計画の実施（do）－評価と問題点の分析（check）－見直しと改善策作成（action）の繰り返しの実施が必要となる.

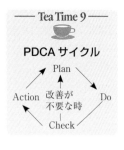

—— Tea Time 9 ——

PDCA サイクル

表 7-10　労働衛生管理の対象と予防措置の関連

		使用から影響までの経路	管理の内容	管理の目的	指　　標	判断基準
労働衛生管理	作業環境管理	有害物使用量 ↓ 発生量 ↓ 空気中濃度	代替 使用形態,条件 生産工程の変更 設備, 装置の負荷	発生の抑制	環境気中濃度	管理濃度[1]
			遠隔操作, 自動化, 密閉	隔離		
			局所排気 全体換気 建物の構造	除去		
	作業管理	曝露濃度[4] 体内侵入量 ↓ 反応の程度 ↓ 健康影響	作業場所 作業方法 作業姿勢 曝露時間 呼吸保護具 教育	侵入の抑制	生物学的指標	曝露濃度	曝露限界[2]
	健康管理		生活指導 休養 治療 適正配置	障害の予防		健康診断結果	生物学的[3]曝露指標（BEI）

注1）管理濃度：作業環境管理を進める過程で，作業環境測定基準に従って実施した測定結果から管理の良否を判定する基準.
　2）曝露限界（許容濃度，TLV）：毎日繰り返し曝露されても有害な影響が出ない濃度.
　3）生物学的曝露指標：血液，尿などの試料分析から得た曝露量を示す指標. 生物学的モニタリングの結果を対応させる（BEI）.
　4）曝露濃度：有害化学物質に曝されるときの気中濃度.

「国民衛生の動向」2019/2020 年より一部改変

❸ 職場の健康診断 ・・・・・・・・・・・・・・・・・・・・・・・・・

　労働安全衛生法に基づいて，雇入時健康診断，定期健康診断（年
1回），給食従事者の検便，海外派遣労働者（6ヵ月以上）の健康
診断が定められている（表7-11）．一般定期健康診断の結果，何
らかの所見を有する労働者の割合は増加を続け，2018（平30）
年では55.5%となっている．そのほかに，職業性疾病が懸念され
る7業務に従事する労働者を対象に特殊健康診断（2回）を実施
することとされている（表7-12）．事業者はその所見に従って事
後措置と健康指導や，就業の可否と適正配置の判断を実施する（表
7-13，図7-9）．

　労働者の健康確保において，労働者の自助努力とともに，事業者
の行う健康管理が重要となり，心身両面にわたる健康保持増進措置
トータル・ヘルスプロモーション・プラン（THP）が策定（1989
（平元）年）され，第一次予防に重点をおいた健康保持増進策が実

Q 職業性疾病の早期発見のために行う健康診断は？

A 特殊健康診断

Q 労働者健康保持増進のための指針は何か？

A THP

表7-11　雇入時・定期健康診断項目囲

○健康診断項目
　①既往歴および業務歴の調査
　②自覚症状および他覚症状の有無の検査
　③身長，体重，視力および聴力の検査
　④胸部エックス線検査および喀痰検査
　⑤血圧の測定
　⑥貧血検査（血色素量，赤血球数）
　⑦肝機能検査（GOT（AST），GPT（ALT），γ-GTP）
　⑧血中脂質検査（総コレステロール，HDLコレステロール，トリグリ
　　セリド）
　⑨血糖検査
　⑩尿検査（尿中の糖およびたんぱくの有無の検査）
　⑪心電図検査
○健康診断項目の省略
　次の場合，医師が必要でないと認めるときは健診項目を省略すること
ができる．
　①身長については，年齢20歳以上の者
　②喀痰検査については，a：胸部エックス線検査によって疾病の発見さ
　　れない者，b：胸部エックス線検査によって結核発病のおそれがない
　　と診断された者
　③⑥～⑨と⑪の検査については，35歳未満の者および36～39歳の者
　④⑩の尿中の糖の検査については，血糖検査実施時
（注）雇入時健康診断では，健康診断項目の省略等はない．
○聴力検査
　1,000ヘルツおよび4,000ヘルツの純音を用いるオージオメータによる
聴力の検査を原則とし，35歳，40歳を除く45歳未満の者については医
師が適当と認める聴力検査方法によることができる．

労働安全衛生規則より作成

表 7-12　特殊健康診断対象業務

種　　類	実施根拠
粉じん作業 有機溶剤を取り扱う業務 鉛等を取り扱う業務 四アルキル鉛を取り扱う業務 放射線業務 高圧室内業務と潜水業務 特定化学物質製造・取扱業務 石綿等業務	じん肺法 有機溶剤中毒予防規則 鉛中毒予防規則 四アルキル鉛中毒予防規則 電離放射線障害防止規則 高気圧作業安全衛生規則 特定化学物質障害予防規則 石綿障害予防規則
紫外線・赤外線にさらされる業務 騒音を発する場所での業務 身体に振動を与える業務 VDT作業 重量物を取り扱う業務 介護業務 キーパンチャーの業務 その他	行政指導による

Tea Time 10

ナノテクノロジー

ナノ分子は直接皮膚を通して血中に入り込み，かつ，少量でも皮膚の表面積が大きいため，作用や毒性が強く現れる特性がある．
近年，ナノテクノロジーの進歩により，ナノマテリアルに対する曝露防止が必要となってきた．

表 7-13　健康診断の事後措置

就業区分		就業上の措置の内容
区　分	内　容	
通常勤務	通常の勤務でよいもの	
就業制限	勤務に制限を加える必要のあるもの	勤務による負荷を軽減するため，労働時間の短縮，出張の制限，時間外労働の制限，労働負荷の制限，作業の転換，就業場所の変更，深夜業の回数の減少，昼間勤務への転換等の措置を講じる
要 休 業	勤務を休む必要のあるもの	療養のため，休暇，休職等により一定期間勤務させない措置を講じる

労働安全衛生法

施されている（図 7-10）．

　超高齢社会においては，高齢労働者がその能力を十分に発揮することが，経済社会の発展に不可欠である．2008（平 20）年より高齢者の医療の確保に関する法律に基づき，特定保健指導が施行された．40 〜 74 歳の被保険者および被扶養者のうち生活習慣病のハイリスク者（メタボリックシンドローム該当者および予備群）に対し，医療保険者の義務として食生活の改善指導および運動指導による生活習慣病予防策が実施されるようになった．

　労働者（被保険者）に関してみれば，対象が高齢者の有所見者のみである特定保健指導と，対象を 40 歳未満や無所見者まで含み，メンタルヘルスケアなどの健康指導を努力義務とする THP とに相違点はあるものの，実施内容の多くは重なっている（表 7-14）．

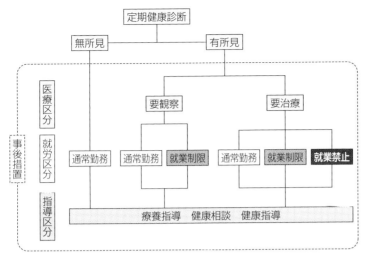

図 7-9　定期健康診断と事後措置の流れ

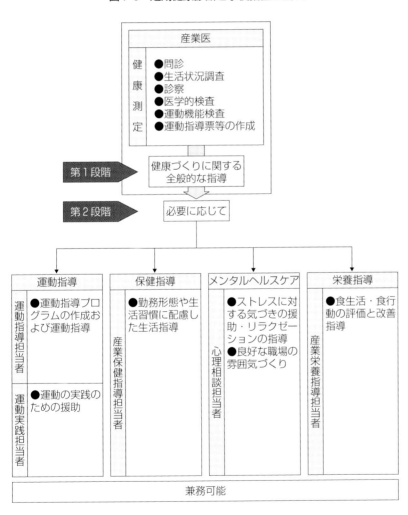

図 7-10　THP における健康づくりスタッフと役割

「国民衛生の動向」2019/2020 年

表 7–14　THP と特定保健指導との相違点（概要）

	THP	特定健康診査，特定保健指導
実施主体	事業主	医療保険者
措置の性格	努力義務	義務
対象者	すべての労働者（所見の有無にかかわらず保健指導等を実施）	被保険者（労働者）およびその被扶養者（年齢制限があり，保健指導はハイリスク者に限定）
目　的	心身両面にわたる積極的な健康保持増進	メタボリックシンドローム該当者および予備群の減少
内　容	健康保持増進計画作成 ↓ 問診・診察・医学的検査[1] 生活状況調査 運動機能検査（必要に応じて） ↓ 個別・集団を対象に指導の実施[2] 運動指導　保健指導　メンタルヘルスケア　栄養指導 ↓ 評価・改善 注1）健康診断で代替可 2）産業医が全般的な指導を行い，必要に応じて個別の健康指導を実施する方法，事業場の実態に応じて必要な指導のみを実施する方法も可	特定健康診査等実施計画 ↓ 特定健康診査（40〜74歳） ↓ 対象者（ハイリスク者等）の選定 ↓ 情　報　提　供 ↓ 動機づけ支援：計画作成→実践的指導→個人評価 積極的支援：計画作成→実践的指導→継続支援→個人評価 ↓ 評　価　・　改　善

「労働衛生のしおり」平成 25 年度

❹ 職場環境の特殊性・・・・・・・・・・・・・・・・・・・・・・・

　社会に富をもたらす働き盛りの労働者が健康を害することは，国の経済の衰退にもつながるため，労働衛生管理行政は先進国では比較的進んでいる．

　労働者は原則として，1 日 8 時間，週 40 時間労働する健康な成人が対象であるため，乳幼児や高齢者が 24 時間生活する一般生活環境と比較して，労働環境の基準は緩和され，悪化していることがある．さらに，経済的な効率（職場環境改善の費用対効果と賃金との関連）への考慮に加え，休養期間内に，職場で受けた身体ダメージが回復可能な範囲内の，職場環境下での健康管理が求められる．

また，生活の 1/3 を職場で過ごすため，職場環境によっては職場で生活習慣病を起こすことにもなる.

5 ストレスの多い中年労働者

特に現代の中年の労働者のおかれている環境はストレスが多い. 中間管理職として上司と部下の板ばさみの苦労，技術革新による終わりのない勉強，海外進出に伴う語学研修，単身赴任，子どもの高学歴化による子育ての継続，老いた親の世話，住宅ローンの返済，自分自身の加齢に伴う生理機能低下など，多くのストレスにさらされており，ストレスマネジメントや定期健康診断などによる健康管理が特に大切となる.

E 高齢者の健康管理

1 高齢者の健康体力の特色

平均余命の延びを考えると，各ライフステージで最も長期なのは高齢期となる可能性があり，わが国においては，高齢者の健康管理は重要である.

高齢者の健康管理で特に配慮が必要な点は，個人差が大きいことである. 各人の長い人生における生活習慣の歴史（食事·栄養状況，労働・運動量，家族状況，生活環境など）が，体力などの個人差を大きくしている. そのため個人の特性を考慮しない集団的・画一的な健康管理は効果的ではなく，個人別の健康管理が不可欠となる.

高齢者の保健は壮年期（40 歳以上）から高齢期（65 歳以上）に至る予防対策が主である. 高齢期までは健康を崩しても体力は再び元に戻ることが多いが，高齢者では複数の疾患を同時に持つことも多く，病気·怪我などで一度低下した体力は元まで回復しにくく，体調を崩して寝込むたびに段階的に体力は低下し，ついには死に至ることになる. 高齢者は病気（風邪など）や怪我（転倒など）をせず，特に寝込むことがないように予防することが最良の健康管理法といえる.

体力の身体的要素は加齢に伴い低下しやすいが，精神的要素は加齢に伴う低下は少なく，むしろ高齢になり延びる場合も多い（図 7 -11）.

また，高齢者は仕事の喪失，友人・知人の喪失，加齢に伴う健康

> **Q** 高齢者の４つの喪失とは
>
> **A** ① 心身の健康
> ② 経済的基盤
> ③ 社会的つながり
> ④ 生きる目的

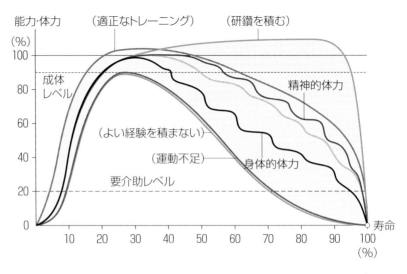

能力·体力

（適正なトレーニング）　　（研鑽を積む）

(%)

成体
レベル

（よい経験を積まない）

精神的体力

（運動不足）　　身体的体力

要介助レベル

寿命

(%)

図7-11　高齢者の体力特性（身体的体力と精神的体力の一生の変化）

不安，健康喪失，生活習慣病の発症なども多く，健康管理には，医療，介護，福祉との密接な連携が必要となる．

❷ 高齢者の保健対策 ·······················

　わが国の高齢者保健対策は，1963（昭38）年の老人福祉法に始まり，1973（昭48）年から始まった医療保険制度の自己負担分を公費で負担する老人医療の無料化により推進された．そして，1982（昭57）年施行の老人保健法に基づいた保健事業として，①健康手帳の交付，②健康教育，③健康相談，④健康診査，⑤医療等（老人医療），⑥機能訓練，⑦訪問指導が実施されている．老人保健法の対象者は，医療等については75歳以上の者および65歳以上75歳未満の寝たきり老人などであり，その他の保健事業については40歳以上の者である．

　1990（平2）年の老人福祉法等8法の改定により，老人保健計画と老人福祉計画とが一本化され，1989（平元）年から高齢者保健福祉推進10ヵ年戦略（ゴールドプラン），1994（平6）年から新ゴールドプランが実施された．また，2000（平12）年に始まった介護保険法の施行とともに，21世紀の高齢者社会に備えて，5ヵ年間のゴールドプラン21および介護予防，生活支援事業などが始まった（p.46参照）．それに伴い，看護・介護的要素の強い療養は老人医療の対象外となった．さらに，2005（平17）年に成立した改正介護保険法により，認知症高齢者や一人暮らし高

齢者の増加対策と，要支援者（予防給付）と要介護者（介護給付）対策，介護予防の重視と自立支援事業が円滑に行われるようになった．2006（平18）年から65歳以上の者に対する健康教育，健康相談，機能訓練，訪問指導については地域支援事業（介護予防事業）へ移行し，市区町村に義務づけて実施している（図 7-12）．要介護認定については2009（平21）年度から大幅な制度改正が行われた（図 7-13）．

③ 後期高齢者医療制度への移行 ·················

2006年の医療制度改革において，財政的に圧迫された問題を解決するため老人保健法は「高齢者の医療の確保に関する法律」（高齢者医療確保法）に改正された．老人医療については社会保険制度に，また生活習慣病予防のための保健事業も含まれる内容となった．

2008（平20）年の大幅な改正により，新たな高齢者医療制度（後期高齢者である75歳以上を対象とした後期高齢者医療制度と，65～74歳の前期高齢者の給付費にかかわる財政調整制度）が創設された．そして75歳以上の後期高齢者部分は切り離され，独立した後期高齢者医療制度（長寿医療制度）となった．医療など以外の保健事業（老人保健事業）については健康増進法へ移行し，新たに40歳以上の者を対象としたメタボリックシンドロームに対応す

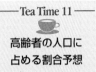

——Tea Time 11——

高齢者の人口に占める割合予想

2030年
（総人口 1 億 1,662 万人）
75歳～:20%（3,683万人）
65～74歳：12%
（1,407 万人）

2060年
（総人口 8,674 万人）
75歳～:27%（2,336万人）
65～74歳：13%
（1,129 万人）

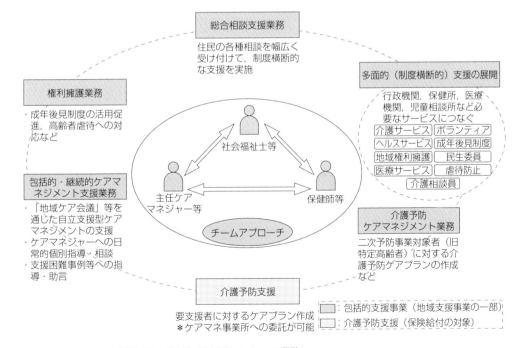

図 7-12　地域包括支援センターの業務
「国民衛生の動向」2018/2019 年

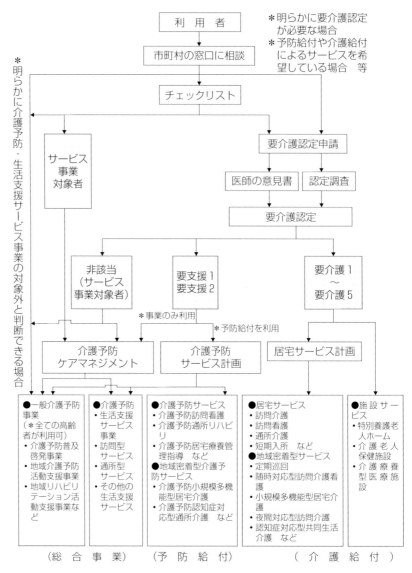

図 7-13　介護サービスの利用手続き
「国民衛生の動向」2018/2019 年

るため，保険者（健保組合，国民健康保険を運営する市区町村など）に特定健康診査，特定保健指導を実施する制度に移行した.

　後期高齢者医療制度は，世界で最も高齢化が進行している日本において，後期高齢者の心身の特性や生活の実態を踏まえ，超高齢社会に対応した変革として，急増する医療費や将来人口の高齢化への対応を重視し，安定した基盤づくりと持続可能な健康維持と保健システムをつくるための必要な見直しとして行われた.

　65 ～ 74 歳の前期高齢者については退職者が国民健康保険に大量に加入し，保険者間で医療費の負担に不均衡が生じたため，現行

の退職者医療制度を廃止とするが，円滑な移行を図るための措置として 2014（平 26）年度まで 65 歳未満の退職者を対象に，現行の退職者医療制度を存続させた（表 7-15，図 7-14）．

表 7-15　高齢者医療対策のあゆみ

1961 年（昭 36）	国民皆保険の実現
1963	老人福祉法制定
1973	老人医療費支給制度発足（老人医療費無料化）
1978	老人保健医療総合対策開発モデル事業開始
1982	老人保健法成立（58 年から老人保健事業の実施）
1986	老人保健施設創設
1989 年（平元）	高齢者保健福祉推進 10 か年戦略（ゴールドプラン）
1991	老人訪問看護制度の創設
1994	新・高齢者保健福祉推進 10 か年戦略（新ゴールドプラン）
2000	介護保険法施行（看護・介護的要素の強い療養は老人保健から外れる），ゴールドプラン 21 策定
2006	老人保健法を「高齢者の医療の確保に関する法律」に改正
2008 年（平 20）	後期高齢医療の創設
2018 年（平 30）	改正介護保険法施行，介護保険事業計画スタート

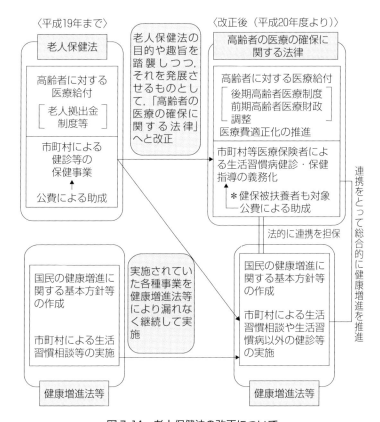

図 7-14　老人保健法の改正について
「国民衛生の動向」2011/2012 年
注）生活習慣病の予防健診を充実，他の各種健診や保健事業も引き続き漏れなく実施

旧老人保健制度と後期高齢者医療制度の違いを表7-16に示す．後期高齢者医療制度では，75歳の高齢者は誕生日を迎えた当日から全員が被保険者となり，都道府県ごとにすべての市町村が加入する後期高齢者医療広域連合に自動的に加入する仕組みになった．

被保険者である高齢者は各自，後期高齢者医療保険料を，年金から天引き納付か口座振り込みで支払うことになった．

Tea Time 12

後期高齢者医療の被保険者

75歳以上の者（後期高齢者）全員．および65〜74歳（前期高齢者）で一定の障害の状態にあり後期高齢者医療広域連合の認定を受けた者．

表7-16　旧老人保健制度と後期高齢者医療制度の比較

(2011年6月)

	旧老人保健制度	後期高齢者医療制度
75歳以上の方が加入する医療保険	●国民健康保険または被用者保険に加入	●国民健康保険または被用者保険から脱退し，後期高齢者医療制度に加入
運営主体および財源	●市町村が，国民健康保険または被用者保険の保険料（約5割）および公費（約5割）を財源として，医療の給付を行う	●都道府県の区域ごとにすべての市町村が加入する後期高齢者医療広域連合が運営主体となり，保険料の決定や医療の給付を行う ●医療の給付の財源は，後期高齢者と現役世代（0〜74歳）の負担関係を明確化し，次の割合で負担 ・後期高齢者の保険料（10%） ・現役世代の保険料からの支援金（40%） ・公費（50%）
保険料	●高齢者か現役世代かを問わず，それぞれが加入する医療保険に保険料を支払う ●国民健康保険では，世帯主が世帯に属する被保険者の国保保険料を各保険者（市町村国保，国保組合）に支払う ●被用者保険では，被保険者本人が各保険者（社会保険事務所，健保組合，共済組合等）に支払う	●被保険者である高齢者一人ひとりが後期高齢者医療保険料を負担 ●広域連合が決定した保険料額を最寄りの市町村に支払う 　年金から自動的に市町村に支払われる仕組みを導入する．2009年4月から，口座振替と年金からの支払いとの選択により，保険料の納付をできるようにする
医療の給付	●医療機関で医療を受ける際には，国民健康保険または被用者保険の被保険者証と，市町村が発行する老人医療受給者証の2枚が必要 ●患者負担は，1割（現役並み所得者は3割）で，世帯内で毎月の患者負担を自己負担限度額にとどめる高額療養費制度がある	●医療機関で医療を受ける際には，広域連合が発行する後期高齢者医療の被保険者証1枚で医療を受けることができる 　被保険者証の引き渡し（窓口での手渡し，または郵送）は市町村が行う ●患者負担は，これまでと同様，1割（現役並み所得者は3割）で，世帯内で毎月の患者負担を自己負担限度額にとどめる高額療養費制度を設ける 　さらに，これに加え，新たに，患者負担と介護保険の自己負担との合計額について年間の上限額を設け，負担を軽減する（高額医療，高額介護合算制度）
各種届出の窓口	●住所を移転したときなどの届出の窓口は市町村	●住所を移転したときなどの届出の窓口は，これまでと同様，市町村

厚生労働省

140 | 7章　健康管理の実際

運営財源は医療給付費の 5 割を公費，4 割を現役世代の加入する医療保険で，残りの 1 割を高齢者の保険料で負担するように設定されている．

後期高齢者医療制度で受けられる医療給付は，「高額介護合算療養費の支給」，「療養の給付」，「入院時食事療養費の支給」，「入院時生活療養費の支給」，「保険外併用療養費の支給」，「療養費の支給」，「訪問看護療養費の支給」，「特別療養費の支給」，「移送費の支給」，「高額療養費の支給」である．

老人保健事業については，生活習慣病予防の観点から，次のようになる．

① 40 ～ 74 歳までの者については，高齢者医療確保法に基づく特定健康診査および特定保健指導として（図 7-15，表 7-17），医療保険者にその実施を義務づける．

② 75 歳以上の者については，後期高齢者医療広域連合が努力義務として健康診査を実施する．

Q 後期高齢者の心身の特性とは？

A 治療の長期化，複数疾患への罹患，慢性疾患の増加，認知症の増加など．

（2018 年 4 月から）

ステップ 1	●腹囲　男≧ 85cm，女≧ 90cm　→（1） ●腹囲　男＜ 85cm，女＜ 90cm　かつ　BMI ≧ 25 →（2）
ステップ 2	①血圧：ⓐ収縮期血圧 130mmHg 以上またはⓑ拡張期血圧 85mmHg 以上 ②脂質：ⓐ中性脂肪 150mg/dL 以上またはⓑ HDL コレステロール 40mg/dL 未満 ③血糖：ⓐ空腹時血糖（やむを得ない場合は随時血糖）100mg/dL 以上またはⓑ HbA1c（NGSP）の場合 5.6％以上 ④質問票：喫煙歴あり（①～③のリスクが 1 つ以上の場合のみカウント） ⑤質問票：①，②または③の治療に係る薬剤を服用している
ステップ 3	●ステップ 1，2 から保健指導対象者をグループ分け （1）の場合：①～④のリスクのうち追加リスクが 2 以上の対象者……積極的支援レベル 1 の対象者…………動機づけ支援レベル 0 の対象者…………情報提供レベル （2）の場合：①～④のリスクのうち追加リスクが 3 以上の対象者………積極的支援レベル 1 または 2 の対象者…動機づけ支援レベル 0 の対象者……………情報提供レベル
ステップ 4	●服薬中の者については，医療保険者による特定保健指導の対象としない． ●前期高齢者（65 歳以上 75 歳未満）については，積極的支援の対象となった場合でも動機づけ支援とする．

「国民衛生の動向」2019/2020 年

図 7-15　保健指導対象者の選定基準

③これまで老人保健事業として実施してきた歯周疾患検診，骨粗鬆
症検診，肝炎ウイルス検診などやがん検診などについては，健康
増進法により市区町村に引き継がれる．
　65歳以上の生活機能評価は，地域支援事業における介護予防事
業の中で実施することとされた．

表7-17　特定健康診査・特定保健指導の概要

（2018年4月から）

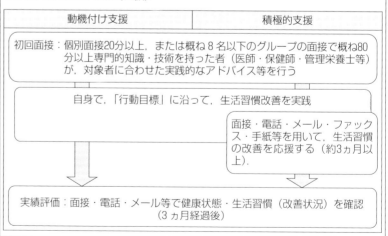

特定健康調査	

特定健康診査は，メタボリックシンドローム（内臓脂肪症候群）に着目した健診
で，以下の項目を実施する．

| 基本的な項目 | 質問票（服薬歴，喫煙歴等）
身体計測（身長，体重，BMI，腹囲）
血圧測定
理学的検査（身体診察）
検尿（尿糖，尿たんぱく）
血液検査
　・脂質検査（中性脂肪，HDLコレステロール，LDLコレステロール，中性脂肪が400mg/dL以上または食後採血の場合，LDLコレステロールに代えてNon-HDLコレステロールの測定でも可）
　・血糖検査（空腹時血糖またはHbA1c, やむを得ない場合は随時血糖）
　・肝機能検査（GOT，GPT，γ-GTP） |
| 詳細な健診の項目 | ＊一定の基準の下，医師が必要と認めた場合に実施心電図，眼底検査，貧血検査（赤血球，血色素量，ヘマトクリット値），血清クレアチニン検査 |

特定保健指導	

特定健康診査の結果から，生活習慣病の発症リスクが高く，生活習慣の改善によ
る生活習慣病の予防効果が多く期待できる者に対して，生活習慣を見直すサポート
をする．
　特定保健指導には，リスクの程度に応じて，動機付け支援と積極的支援がある（よ
りリスクが高い者が積極的支援）．

動機付け支援	積極的支援

初回面接：個別面接20分以上，または概ね8名以下のグループの面接で概ね80
　　　　　分以上専門的知識・技術を持った者（医師・保健師・管理栄養士等）
　　　　　が，対象者に合わせた実践的なアドバイス等を行う

自身で，「行動目標」に沿って，生活習慣改善を実践

面接・電話・メール・ファックス・手紙等を用いて，生活習慣の改善を応援する（約3ヵ月以上）．

実績評価：面接・電話・メール等で健康状態・生活習慣（改善状況）を確認
（3ヵ月経過後）

「国民衛生の動向」2019/2020年

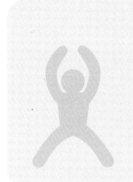

8
健 康 情 報

A 健康情報について

1 健康情報とは

　ある対象をあるものさしで測定して得られたデータに，意味を加味する処理（情報処理）が行われると情報となる．その情報が健康や疾病に関する情報の場合，これを健康情報という．健康情報には，心身の状態，栄養状態，既往歴，家族歴などといった個人の健康情報と死亡率，平均寿命，受療率などといった集団の健康情報がある．

　また，保健医療活動自体からもたらされる患者報告などの保健や医療に関する情報を保健医療情報ということもある．

2 情報収集の目的

　ある集団（あるいは個人）に対して，健康教育プログラムを実施しようとする場合，plan（計画）－ do（実施）－ see（評価）のプロセスを適用する．計画段階で，その対象集団の現状を把握しようとする際，他の集団との比較や全国との比較を行うことによって，初めてその対象集団の課題が明らかになり，プログラムの内容が決定される．そしてその課題を解決するべく実施されたプログラムが終了したとき，そのプログラム内容による効果があったのか否か，あるいは，他の集団や全国と比較してどうなのかを評価しなければならない．このときに最も大切なことが必要な情報の収集である．すなわち，対象集団における健康上の課題の把握，健康教育プログラムの決定，そして実施後に現れた事象の結果を評価する際に，収集した情報から比較する基準を得ることが必要となる．ここに情報

収集の大きな目的がある.

　また，保健や医療従事者にとっては，対象集団の幅広い健康情報のニーズに応えるためにも，常日頃から正確で最新の健康情報を入手しておくことは大切なことである.

B 健康情報の収集

　本書では，執筆段階で入手できる最新の情報を掲載しているが，時間の経過とともにその情報は古くなっていく．よって，今後は自らが健康情報を収集できるようにしておくことが求められてくる．以下に，いくつかの公表されている健康情報の収集先または方法を示す.

❶ 公表されている健康情報

　集団の健康情報の多くは，毎年夏に刊行される「国民衛生の動向（厚生統計協会）」を入手することによって，得ることができる．ここでは，本書にも掲載した主な調査，統計資料を紹介する．また，上記以外で，厚生労働省において実施しているその他の主な衛生関係統計調査の一覧を表8-1に示す.

a. 国勢調査

　国勢調査は，わが国の人口の把握と，性別，年齢，就業状況，所属産業・職業，就業上の地位，収入の種類，配偶関係，教育程度，

表 8-1　厚生労働省において実施している主な衛生関係統計調査

医療施設調査
医師・歯科医師・薬剤師調査
病院報告
受療行動調査
衛生行政報告例
地域保健・老人保健事業報告
社会医療診療行為別調査
21世紀出生児縦断調査
21世紀成年者縦断調査
薬事工業生産動態統計調査
医薬品・医療機器産業実態調査
喫煙と健康問題に関する実態調査
生活衛生関係営業経営実態調査
食中毒統計
医療扶助実態調査
国民健康保険医療給付実態調査

世帯，住居の種類など，人口の基本的・社会的・経済的属性を明らかにし，行政施策の基礎資料を得ることを目的として実施される国の主要調査の一つである．

国勢調査は，国の指定統計調査とされているため，調査対象となる者には申告の義務がある．なお，5年ごとに簡易調査と大規模調査を交互に実施している．

b. 人口動態調査

人口動態調査は，人口の動向を恒常的に調査するものであり，出生，死亡，死産，婚姻および離婚などの人口動態事象を計量的に把握し，人口および厚生労働行政施策の基礎資料を得ることを目的として，毎年実施される国の主要調査の一つである．

それぞれの届出を受けた市区町村長が作成する調査票を資料とし，保健所長，都道府県を経由し，厚生労働省に提出され，集計される．結果は，人口動態統計として公表されている．

c. 患者調査

患者調査は，全国の医療施設（病院，診療所，歯科診療所）を入院および外来で利用している患者の傷病などの状況を把握するために，3年ごとに実施されている．

調査の対象は，病院の入院は二次医療圏単位で，病院の外来と診療所は都道府県単位で無作為に抽出された医療施設を利用したすべての患者である．結果は，傷病別に入院受療率，外来受療率などとして示されている．

d. 国民生活基礎調査

国民生活基礎調査は，国民の保健，医療，福祉，年金，所得など，国民生活の基礎的な事項を世帯面から総合的に把握し，今後の健康政策，保健医療対策などの厚生労働行政施策の基礎資料を得ることを目的として実施される調査である．

なお，過去に実施されていた厚生行政基礎調査，国民健康調査，国民生活実態調査，保健衛生基礎調査の4つを統合拡充し，1986（昭61）年より3年ごとに大規模調査が，間の2年間は小規模・簡易調査が実施されている．結果は，有訴者率や通院者率などで示されている．

e. 国民健康・栄養調査

「栄養改善法」に基づいて行われてきた国民栄養調査が，2002（平14）年より「健康増進法」に基づいて**国民健康・栄養調査**として実施されている．国民健康・栄養調査は，身体状況調査，栄養

摂取状況調査，食生活状況調査からなり，国民の栄養改善や健康づくり，生活習慣病対策における施策の基礎資料を得ること，また国民の健康増進に関する情報提供を目的として，毎年実施されている．結果は国民栄養の現状として公表されている．

f. 学校保健統計調査

学校保健統計調査は，幼稚園，小学校，中学校，高等学校などに通う幼児および児童，生徒の身長，体重，座高，ならびに視力，聴力，歯などの疾病異常や発育および健康状態を明らかにし，学校保健行政上の基礎資料を得ることを目的として，毎年実施されている．この調査は，各学校で行われている定期健康診断の結果を基にしている．結果は学校保健統計として公表されている．

C ホームページの活用

ここまで紹介してきた統計資料の情報は，刊行物として購入し収集できるものが多いが，今日では多くの情報がインターネットを通じて，迅速に入手できるようになっている．ここでは，情報が入手可能ないくつかのホームページを紹介する．

なお政府は，国民にとって便利で使いやすい統計データの提供や各府省などの統計情報システムの集約を図るため，2008（平成20）年4月から，総務省を中心に全府省が参画して新たな「政府統計協同利用システム（e-Stat）」をスタートさせた．

a. 厚生労働省 （https://www.mhlw.go.jp/index.html）

厚生労働省のホームページであり，「政策」，「所管の法令」，「エビデンスに基づいた健康情報」，そして厚生にかかわる「統計や白書」などを見ることができる．統計については，保健衛生，社会福祉，介護・高齢者福祉，社会保険，社会保障，労働災害・労働安全衛生などのテーマから検索ができる．また都道府県・市町村別に地図，グラフおよび統計データの形式で検索・表示することができるようになっている．

ここでは，「性・年齢階級別にみた死因順位（第5位まで）」までのアプローチを紹介する（図8-1）．

b. 総務省統計局 （https://www.stat.go.jp）

総務省統計局のホームページであり，「国勢調査」，「人口推計」，「家計調査」，「社会生活基本調査」，「日本の統計」，「世界の統計」などを見ることができる．また都道府県・市区町村別に情報を得ること

Tea Time 3

http と https

http は hyper text transfer protocol の略でデータを送受信する際に用いられるプロトコル（約束ごとの集合）．https は hyper text transfer protocol secure の略で通信内容が暗号化されており，安全性が高い．

Tea Time 4

www

world wide web の略でインターネットで標準的に用いられているドキュメントシステム．

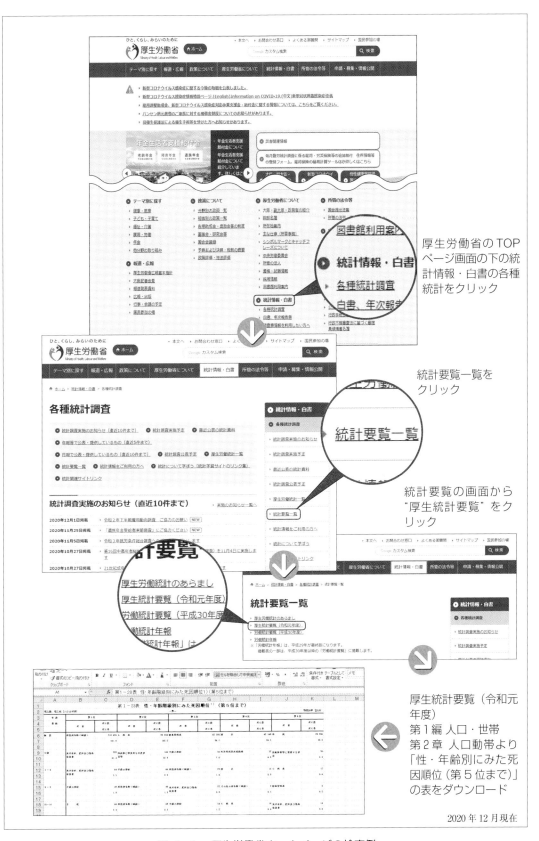

厚生労働省の TOP
ページ画面の下の統
計情報・白書の各種
統計をクリック

統計要覧一覧を
クリック

統計要覧の画面から
"厚生統計要覧" をク
リック

厚生統計要覧（令和元
年度）
第1編 人口・世帯
第2章 人口動帯より
「性・年齢別にみた死
因順位（第5位まで）」
の表をダウンロード

2020 年 12 月現在

図 8-1　厚生労働省ホームページの検索例

もできる.

　ここでは,「都道府県別人口増減率」までのアプローチを紹介する（図 8-2）.

c.　文部科学省（https://www.mext.go.jp）

　文部科学省のホームページであり,統計情報のページから「学校基本調査」,「学生生活調査」,「体力・運動能力調査」,「学校給食実施状況等調査」「学校保健統計調査」などを見ることができる.

d.　健康・体力づくり事業財団（健康ネット）

　　　（www.health-net.or.jp）

　疾病予防および健康増進関連などの健康情報に対する国民の関心が高くなってきたこともあり,健康に関する正しい情報を幅広く総合的に提供していくために,健康・体力づくり事業財団に健康情報網拠点施設を設置し,**健康ネット**を構築している.「健康ネット」では,「運動不足度チェック」や「体力チェック」などもできる.

　ここでは,「正しい減量にトライ」までのアプローチを紹介する（図 8-3）.

e.　一般のホームページ

　一般の検索機能を用いると,各種企業や団体,個人がさまざまなホームページを開設し,さまざまな健康情報を公開しているので,容易に情報を手に入れることができてしまうが,信頼性など十分に検討して利用することが望まれる.

f.　学術的資料の検索

　科学的な論文などの学術的文献資料の検索は,各専門領域の学会などを利用することが望ましい.

　また,日本語の医学系雑誌の検索では「医学中央雑誌」（有料）,欧文の医学系雑誌の検索では「MEDLINE」を利用することができる.いずれもそれぞれのホームページへアクセスして利用する.

D 健康情報のマネジメント

　収集した健康情報をどの対象にどのように扱い（処理や提示）,どのように管理するのかを含めて**健康情報のマネジメント**と呼ぶ.その際に,より有効に処理,提示,管理するためにはコンピュータなどの情報機器の活用（情報化）が必要になろう.有効活用できれば,さまざまな処理（計算,図表化,統計処理）に要する時間的短縮,プレゼンテーションする際の視的効果など,大きなメリットが

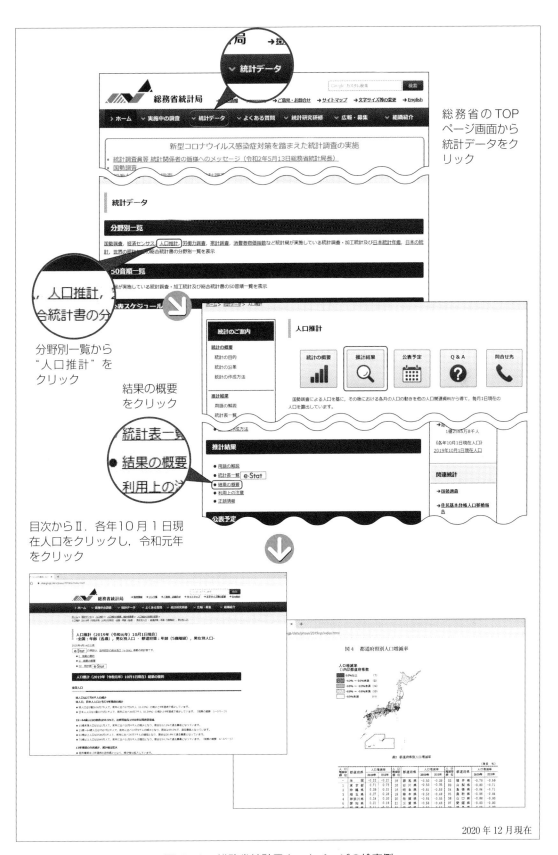

総務省のTOP
ページ画面から
統計データをク
リック

分野別一覧から
"人口推計"を
クリック

結果の概要
をクリック

目次からⅡ.各年10月1日現
在人口をクリックし,令和元年
をクリック

2020年12月現在

図 8-2　総務省統計局ホームページの検索例

健康ネットTOPページ
より，"健康・体力アップ"
をクリック

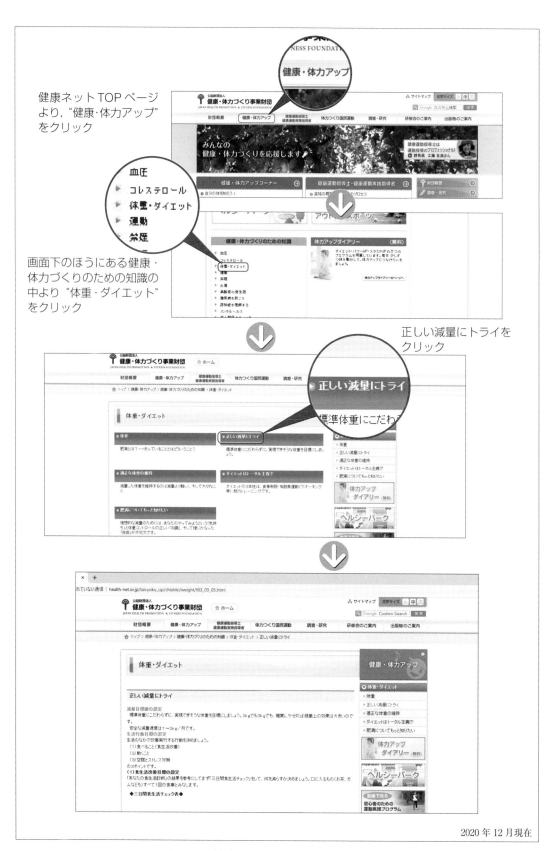

画面下のほうにある健康・
体力づくりのための知識の
中より "体重・ダイエット"
をクリック

正しい減量にトライを
クリック

2020年12月現在

図 8-3 健康ネットのホームページの検索例

期待できる．さまざまな処理のためのソフトは，数多く市販されているので，その目的に合わせて選択し，利用したいものである．

しかしながら，その一方で，健康情報には個人のプライバシーにかかわるものが含まれることも少なくないため，個人情報保護の視点からも，その扱いや管理には細心の注意が求められる．

E 保健医療情報システム

わが国の保健医療分野における情報化の方向性について紹介する．

国民の医療に対するニーズの多様化，医療の高度化・専門分化などが進むなかで，より質が高く，安全で効率的な医療サービスを提供するための保健医療情報システムの研究開発に関心が寄せられている．こうした背景のもと，厚生労働省によって2001（平13）年に医療の情報化の達成目標と，その推進方策を示した「保健医療分野の情報化に向けてのグランドデザイン」が，また2007（平19）年に「医療・健康・介護・福祉分野の情報化グランドデザイン」が公表された．

このグランドデザインを踏まえ，厚生労働省においては，「医療用語・コードの標準マスターの整備と維持管理」，「電子カルテを利用した地域医療ネットワークモデル事業」などが実施されている．2017（平29）年には「医療分野の研究開発に資するための匿名加工医療情報に関する法律」が公布され，厚生労働省内にデータヘルス推進本部が設置された．

このように，保健医療における進展著しい情報通信技術の活用が，今後ますます求められ，かつ着実に推進されつつある．

索 引

学生のための健康管理学

2007 年 9 月 25 日　　1 版 1 刷		©2021
2012 年 3 月 15 日　　2 版 1 刷		
2019 年 3 月 25 日　　　　3 刷		
2021 年 3 月 20 日　　3 版 1 刷		

著　者
き むらこういち　　　ながまつとし や
木村康一　　永松俊哉

発行者
株式会社 南山堂　代表者 鈴木幹太
〒113-0034　東京都文京区湯島 4-1-11
TEL 代表 03-5689-7850　　www.nanzando.com

ISBN 978-4-525-62053-0

A 6 2 0 5 3 1 0 3 0 1 - A